思想觀念的帶動者

文化現象的觀察者

本土經驗的整理者

生命故事的關懷者

Psychotherapy

探訪幽微的心靈，如同潛越曲折逶迤的河流
面對無法預期的彎道或風景，時而煙波浩渺，時而萬壑爭流
留下無數廓清、洗滌或抉擇的痕跡
只為尋獲真實自我的洞天福地

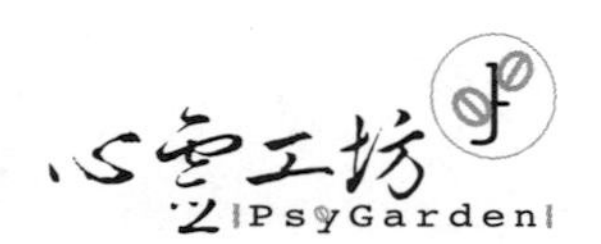

Psychotherapy

19

林憲
Rin Hsien

文化精神医学の贈物
台湾から日本へ

文化精神醫學的贈物
從台灣到日本

王珮瑩【譯】 劉絮愷【審閱】 王浩威【策劃】

財團法人華人心理治療研究發展基金會【共同出版】

目次

中文版作者序

筆者所著日文書籍《文化精神醫學的贈物》於2004年經東京海鳴社出版後，現在終於在王珮瑩女士的精心翻譯下，以中文版的方式呈現在讀者面前，筆者對此感到萬分的高興。晚近精神醫學中以社會、文化精神醫學為主題的研究發表較諸過去減少了許多，因此這本中譯本的出版可說是具有特殊的意義。

本書的內容主要是針對過去六十年來台大醫院精神部（科）進行的社會文化精神醫學研究結果做一番總整理，用意在提供年輕醫師們及心理衛生工作人員參考之用。本書的日文版本中原有一個副標題「從台灣到日本」，意思是說台灣的學者把研究的結果致贈給日本的精神醫學家；不過這裡面還隱含了另外一層意思，就是說文化精神醫學研究從台灣跨足到日本去，由此點出了本書的主題「泛（trans）文化精神醫學」。

早期的文化精神醫學被歸屬於社會精神醫學之中，克雷普林（Emil Kraepelin）在百年前開始提倡比較精神醫學，晚近的文化精神醫學研究則是從1960年代開始趨於興盛，當時文化精神醫學被視為精神醫學中重要的一環。有關這部分的發展經過，請參考本書第四章〈社會、文化精神醫學的系譜〉的內容。若讀者還想做更進一步的探索，則請參考筆者發表於《中華精神醫學》雜誌第六卷第10-30頁的綜說「社會、文化精神醫學之發展與展望」。

第二次世界大戰結束後，美國學者對日本文化的研究興趣相當濃厚，人類學者柯迪爾（W.A. Caudill）博士即投身於這方面的研究。筆者於1965年受柯迪爾博士之邀前往他在美國心理衛生研究院的文化與人格研究室，共同設計進行日本、台灣間之精神醫學比較研究，研究的結果可以參考本書第五章精神病院入院患者之比較一文。原論文即本書註6所列的Rin, Schooler及Caudill於1973年發表之論文。

泛文化精神醫學探討之主題中，最重要的部分在於傳統文化價值系統之認同與文化適應力的關係。在迅速演變並趨向世界化的當今社會中，生活壓力源源不絕而來，不論是對個人、家庭或整個社會而言，能增進個人適應能力的關鍵仍在於以傳統文化價值觀為主的支持系統，這也是在討論文化與心理衛生相關主題時的重點。

本書最後一部分是由西村康博士撰寫的解題。西村康博士是一位女醫師，在日本的文化精神醫學界頗負盛名，發表過許多專題論文。本書日文原版就是在她的大力促成下才能夠順利出版。此外，筆者也要對心靈工坊同仁的協助、現任亞東醫院精神科主任劉絜愷醫師的費心審閱，以及譯者王女士的辛勞表示萬分的感激，並致上誠摯的敬意。

林憲　謹誌

2007年一月

引 言

五十年已足稱是歷史上的一個獨立段落。台灣歷經日本五十 7
年統治，並於戰後歸於中華民國治下亦已經過五十年後，在1995年六月，台灣大學醫學院舉辦「台灣大學醫院百週年紀念大會」時，許多從台灣醫學校、台北醫學專門學校，以及台北帝國大學醫學部畢業的戰前畢業生都前來共襄盛舉，場面相當浩大。由於五十年的日治時代醫學與戰後五十年的台灣醫學，都各自有重要的進展與突破，具有重大的時代意義，因此對台灣的醫學史而言，此一百年間的重要意義更是不言而喻。

筆者在1945年就讀於北海道帝國大學醫學部一年級時，正巧處於戰前與戰後交接點，因此在台大醫院百週年紀念大會時，擔任了銜接從日本到台灣醫學的相關文獻之翻譯及總成工作。能夠有機會可以貢獻己力，擔任梳理台灣的近代醫學與醫療發展一百年歷史的工作，實在是令人高興。更是由衷感謝共與大會的每 8
一個人。

精神醫學與精神醫療，在整個醫學中的發展是最為緩慢的。事實上，戰前的精神醫學發展也不過十年的光陰，而戰後的精神醫學是以美國的動力精神醫學為中心，著重於心理衛生（mental health）之提升。台灣大學精神科自1946年以降，以比較文化精神醫學為重心，投注於精神疾病流行病學方面之研究。而筆者本身同樣也以社會文化精神醫學為主要的研究方向。另外，雖然現今各國多以生物精神醫學的角度為主，但筆者認為精神醫學研究，還是應該綜合考慮生物、心理、社會、行為科學、倫理等面向，才是較為恰當的研究方式。

本書以「文化精神醫學的贈物」為題，主要內容包括筆者長年在台灣所進行的文化精神醫學研究之概要，以及台灣精神醫學發展的歷史。因此本書並非筆者的自傳，而是以筆者於文化精神醫學領域多年的研究和諸多協同研究為中心，比較台灣與日本間之差異，進行完整之論述。

另外，由於精神醫學之專門術語於近年來經歷多次變化，而各國的習慣用語或有差異。因此，本書將會在必要時，於專門術語後，以英文或中文在括弧內做註記說明。中文的發音也將以平假名或是羅馬拼音表示。如此做法，相信更加符合比較文化的意義。

【第一章】社會文化變遷與精神疾病

I、患者群像與診斷文字遊戲

現代醫學的診斷名稱中多摻雜有外國語彙。日本的精神疾病之診斷名稱也有許多以片假名音譯或是意譯的外來語。同樣地，在台灣，我們所使用的診斷名稱中，歐美文字的音譯、意譯，或是日本文字直接沿用的情形亦不少見。戰後，原本是外國語的中文成為國語，而一直是國語角色的日語則變成外來語，經歷了一陣深刻且混亂的文化衝擊，同時被迫必須捨棄瞭解尚淺的德語，改學習世界通用的英語。除此之外，台灣尚有數十種語言，包括了福建語、客家語、各式各樣的原住民語，以及戰後由大陸各地而來的方言。因此在診療的過程中，時常需要通譯在旁協助，或使用筆談的方式加以溝通。

由於「精神科」的名稱帶給人不佳的觀感，「精神病」、「神經病」也常被當作罵人的辭彙。例如遇到色狼時，常會大聲罵他「神經病」。平常時一提到「神經科」，大家都會私私竊笑。例如戒嚴時期來值班室臨檢的警官們，一聽說這裡是精神科就說「喔！神經病！」然後哄堂大笑。甚至醫院內其他科別的同事也都會以「精神科」當作取笑的對象。像是有一次在中學同學會時，朋友們也認真地問「不是只有怪人才會當精神科醫師嗎？」或「精神病會不會傳染啊？」等等。但雖如此，要尋找可以適當代替「精神科」或「精神病」的詞彙，的確是相當不容易的。

戰後，台灣大學附設醫院復設「精神神經科」。但有一段時間更名為「神經精神科」，似乎有刻意隱藏「精神」二字之意味。精神科的開業醫師往往也在招牌上寫上「腦神經科」、「腦神經精神科」等名稱，避免給人精神病的印象。也有一些精神科醫師是以「某某心理衛生科」作為招牌。另外，由於「症」給人的感覺較「病」輕微，因此曾經有精神醫學會會員提議將「精神病」改名為「精神症」，但最後也無疾而終。「神經症」[1]（註：即精神官能症，詳見〔ICD-10, F40-49〕）之名稱最初是仿傚日本的「精神神經症」而來的。「精神神經症」的診斷書常是申請休假或是出國的重要依據。但是這樣的診斷名稱既包含神經亦包括精神，給人一種重病的感覺，因此我們採用戰前中國大陸所使用的「精神官能症」作為正式診斷之名稱。而日文的「ノイローゼ」（德語Neurose，神經症之意）在台灣沒有成為流行用語則是因為英語的neurosis直接被音譯成「牛肉系」的緣故。1960年代時，有以心理治療取向的團體在學會中提議將「精神官能症」改名為「心理症」，但學會九名理監事的投票結果是五比四，因此仍繼續沿用「精神官能症」之名稱。而現在，雖然還是使用精神官能症的診斷名稱，但事實上以「精神」和「官能」為一診斷名稱時，就很難區分其與「心身症」的差別。後來有人照九州大學的池見酉次郎所提議的將「心身症」改名為「身心症」。

1　譯者按：神經症又稱精神官能症、心理症或精神神經症，是一組輕性心理障礙的總稱。神經症是由心理因素引起的，主要基本上都是主觀感覺方面的不良，沒有相應的器質性損害。表現為當事人一般社會適應能力保持正常或影響不大；有良好的自知力，對自己的不適有充分的感受，一般能主動求治。通常，神經症可以分為神經衰弱、焦慮症、強迫症、恐怖症、癔病、抑鬱性神經症、慮病症等。

最近也有因為名稱混淆而實際發生問題的例子。例如我們在1984年時，積極地與池見酉次郎先生所發動的亞洲心身醫學會（ACPM）合作（1），並且在台北主辦其中的第五回及第十回大會，計畫長期推動心身醫學之書籍、雜誌、叢書等。但由於一直無法讓一般台灣民眾了解心身症這樣名稱，台灣心身醫學會仍舊無法成立。

在這樣的情況下，1998年制定「家庭暴力防治法」、「性侵害犯罪加害人心身治療及輔導教育方法」時，條文中心身治療與身心治療的用語，有混合精神科治療之藥物療法與心理諮商師之心理輔導的意義，和真正的心身醫學概念並不相同。而主要參與制定此二法規的精神醫學會成員中，也似沒有提倡心身醫學及心療內科的聲音。雖然不可避免的，為了削減病名和科名所造成的汙名化現象，一直有頒行新用語的提議，但近來愈來愈多人希望終止這樣變化名稱，希望可以停止玩這樣的文字遊戲。

以筆者所認識的在地區醫院工作的三名精神科醫師為例。雖然同樣是精神科醫師，只是因為在診療室外之科別有精神科、身心科、兒童心智科等名稱上的差異，來精神科求診的患者數就明顯地較其他二者少。

另外，由於近來癡呆症的名稱容易使人反感，因此由精神科分枝出去的神經醫學會即主張將「癡呆症」（ICD-10, F00-03）變更為「失智症」。但這將使學術用語再度產生混亂，因此雙方約定，神經科以「失智症（癡呆症）」，而精神科以「癡呆症（失智症）」，如此在括弧中做註記以為互相妥協的解決方法。

然而，筆者認為「精神」和「心理」在學術上並沒有刻意區分的必要（2）。例如在台灣也稱精神保健為「心理衛生」，精神療

法為「心理療法」。心理衛生協會是戰前在大陸成立，渡台後復
14
會。而如同其名稱上以心理為主，是以心理學者為中心進行協會的運作。1990年「精神衛生法」施行時，心理學者提議應將之命名為「心理衛生法」，並為此舉辦大規模的研討會，針對這一點進行論辯。但最後由於政府還是採用「精神衛生法」，因而牽涉到臨床心理學界之權益，所以事態極為複雜。

由於「ヒステリー」（歇斯底里）是由日文的片假名作音譯，戰後也有各式各樣的中文音譯，最後我們則採用「歇斯底里」稱之。此種疾病在過去雖曾一度被稱作「癔病」，意味著疾病之根源在於「意」，但由於其定義不夠精確所以沒有被廣泛採用。由此可見，中文的文字遊戲仍在繼續當中。

戰後，1952年出版的精神疾患診斷統計手冊第一版（DSM-I）重構了精神疾病診斷的架構。DSM-I被認為缺乏系統性診斷概念而受到諸多批評，但其以反應形式（reaction type）作為診斷基礎，和動力精神醫學的診斷體系若合符節。例如我國的患者特別有許多身體化症狀，例如頭痛、眩暈等，便多會用DSM-I中的精神生理反應（psychophysiological reaction）作為其診斷。另外，戰後人口急增，產生特別多的急性焦慮症與精神生理反應案例。在當時的經驗中，求診病患中約有22%是焦慮症（3），25%是精神生理反應——之後習慣稱為精神生理障礙（psychophysiological disorder）[2]。

15
戰後，大量移民流入台灣之後的五、六年，也就是大約1955年左右，門診的妄想患者開始逐漸增加。精神病此一範疇

2　譯者按：非生理器官本身產生病變或是不適，而是因精神狀態產生問題而導致的生理反應障礙。

以關係妄想、被害妄想[3]，以及極度的不安為其主要表現，為了與精神分裂症進行區分，給予妄想反應（paranoid reaction）[4]或妄想狀態（paranoid state）等診斷。但雖然有這些不同的診斷名稱，開立的診斷書與精神鑑定書時常寫妄想性精神病，以期明確的說明。當妄想型精神分裂症案例逐漸增加時，由於難以和妄想狀態區別，往往需要舉辦個案討論會以確定診斷。至於妄想的內容，則常見和共產黨、間諜等相關之主題。

1980年，在接受行政院衛生署委託，負責編輯出版「心理衛生叢書」時，由於發現一般社會大眾並不了解精神官能症，因此小冊子選擇以焦慮症、憂鬱症、強迫症[5]、畏懼症[6]、慮病症[7]，以及歇斯底里為代表性疾病，目的在於希望讓這些病名得以普及。全二十冊的叢書中，單此六冊就印行了數十萬冊，在全國各地的診所受到廣泛的歡迎。在診斷準則方面，台灣在這

---

3 譯者按：關係妄想和被害妄想都是懷疑他人將會對自己不利，認為別人隨時隨地都在策劃加害於己的妄想反應。而關係妄想特別是指腦中出現一些不合常理的聯想，認為周圍的事物都和自己有關係。例如患者會覺得報紙、收音機、電視在講他，在影射他；或是，在路上大家總是目光偶爾會有交集，但他會覺得好像全部的人都在注意他，常疑神疑鬼。

4 譯者按：妄想反應是一種類妄想觀念。顧名思義，即為一種類似妄想的觀念。表現與處境有關，不固定的猜疑。同時常被稱為“偏執反應”（paranoid reaction）或“心因性妄想症”（psychogenic paranoid state）。

5 譯者按：強迫症（英文Obsessive compulsive disorder，縮寫OCD）即強迫性神經症，是一種精神官能症，更具體地說，是焦慮症的一種。患有此病的患者總是被一種強迫思維所困擾。患者在生活中反覆出現強迫觀念及強迫行為。（有時，這還與某種焦慮有關）患者自知力完好，知道這樣是沒有必要的，甚至很痛苦，卻無法擺脫。

6 譯者按：「畏懼症」（phobia）乃是由於不適當的恐懼而衍生的焦慮感。所謂的不適當的恐懼例如：一、面對外界某特定物體或情境（如：處於高處、動物、公共場合、社交場合等）的出現或預期出現，產生過度不合理的顯著、持續害怕感。而這些物體或現象並不對他具危險性，也不會因他人反覆告知不具危險性而減少害怕程度。二、對於所害怕的情境無法忍受而逃避，或是以強烈的焦慮及痛苦待在該情境。三、能清楚知道自己的害怕是過度且不合理的。四、這種持續的害怕、逃避或所衍生的痛苦，嚴重干擾平常的正規生活時，就可以稱作為畏懼症。

十年主要是使用WHO國際疾病分類修正版第十版（ICD-10）之中文版。雖然DSM-IV主要做為研究之用，但近年來使用DSM-IV做臨床診斷準則的大學及醫院也在逐漸增加中，顯示美國的影響亦與日俱增。相應地，我們的重點則在台灣精神醫學會中，努力致力於診斷名稱及診斷準則之統一。

16　從DSM-III已降直到現在，有一群無確定臨床病因（non-pathogenic）的各式各樣功能性精神疾患，最後終於被定名，統稱為障礙（disorder）。使用精神病之名稱的範圍也隨之變得較為狹窄，傾向盡量避免使用精神病的名稱。國際間對於精神病此一名稱之使用也多有持反對意見者。這樣的爭議也反映在精神鑑定的情況中，牽涉到刑事責任能力之有無，因此精神鑑定所根據之診斷判準便具關鍵性之影響。目前在DSM-IV與ICD-10之中，都仍然包含有精神分裂症（schizophrenia）（ICD-10, F20）此一病名。

2002年，第十二屆世界精神醫學會（WPA）於橫濱舉行四年一次的大會時，或許同樣也是因為日本人對於漢語病名有所忌諱的緣故，大會正式宣布將精神分裂症更名為統合失調症。之後不論在專業書籍或是雜誌上，都不再看到分裂症此一病名。同時，人格退化、遺傳病、不治之病等等概念，也隨著過去的分裂症之名消失而不復見。相對的現象是邊緣性個案的增加。因此，

7　譯者按：所謂的「慮病症」（hypochondriasis）乃是專注於害怕已罹患或正罹患某重大疾病的想法之疾病，這種想法常因錯誤解釋自己的身體狀況而引起，即使醫師一再保證，患者仍擔心不已，雖然病人也承認有可能是自己誇張了患病的想法，但他們無法克制此種擔憂。此症患者對自己身體變化、他人生病訊息以及與疾病有關的資訊都非常敏感，過分擔心使自己的工作與人際受到影響。患者經常四處就診，深怕醫師忽略了某項重要檢查，醫病關係也因此更為緊張。慮病症常見的初發時期是成年早期，症狀起起落落，有慢性化的傾向，甚至呈現出擔心患病的人格特質。

可以發現這次的疾病名稱變更，目的並非在因應臨床需要引發之操作性診斷概念之改變，而只是為了減少社會上的歧視與汙名化現象。[8]

II、精神症狀之變遷

物換星移，人事全非。在歷史文化急遽變遷的情況下，人們 17 的性格與行為模式也隨之改變。而一般社會民眾的變化，也反映在個人的異常行為之中。因此，如果從縱向的角度來觀察精神症狀模式時，應該可以其看出整體表現之變化。疾病發生頻率之觀察，症狀內容是否受文化差異與時代推移之檢證，這種種均是文化精神醫學的研究主題。有趣的是，雖然因距離之故，在地域上並沒有直接接觸的各個社群，隨著現代文明發展，卻自然而然地產生了前所未見的相同行為模式。

例如，目前各國青少年間都流行濫用藥物。雖然彼此間並沒有直接接觸，同樣的問題卻在世界各地接連發生。也就是說，因現代化而起的社會變遷是其觸媒，之後便像是火勢蔓延般地擴及世界各地。且藥物濫用的原因還並不單單只是藥物的私自進口、販賣而已。詳細的情形在後文中論及精神分裂症之亞型時，將會繼續說明。

如同精神分裂症，許多精神病的罹患率可能不會受到社會文化之影響。比較文化精神醫學之研究可以用以驗證此一論點。然而對於長期觀察病況並從事治療，具有豐富經驗的精神科醫師來 18

8　譯者按：這主要是指日本的情形，在台灣仍是以「精神分裂症」作為病名。因此以下敘述將仍以精神分裂症之文字，特於此說明。

說，精神分裂症及其他疾病相同，會隨著時間發展而產生改變，這是早已周知之事。以下的統計為，台灣大學精神科精神分裂症入院患者，四十多年來的疾病型態之變化。（表一）

表一　台灣大學附設醫院精神科精神分裂症入院患者之疾病型態變化（1949-1992）

精神分裂症	1949-1954		1967-1968		1979-1981		1990-1992	
單純型	2(數)	0.8(%)	4(數)	1.5(%)	2(數)	0.9(%)	1(數)	0.4(%)
青春型	71	27.8	64	24.1	50	22.6	41	16.7
緊張型	50	19.6	17	6.4	18	8.1	6	2.4
妄想型	76	29.8	105	39.5	69	31.2	115	46.7
無法分類—其他	56	22.0	76	28.6	82	37.1	83	33.7
合計	255	100.0	266	100.1	221	99.9	246	99.9
平均年齡	27.5 ± 8.1		27.8 ± 10.3		25.4 ± 7.6		28.3 ± 9.3	

$P < 0.0001$

此表格乃是將1949年到1992年分作四個階段，以病患之出院診斷為基準做成。戰後初期，精神分裂症的亞型中，青春型[9]佔27.8%，緊張型[10]為19.6%，妄想型為29.8%，無法分類型為

9　譯者按：「青春型精神分裂症」又稱為「解組型精神分裂症」主要好發於15-25歲，具有下列特徵：1）日常生活無法自理——亦稱之退化性行為；2）語言障礙——答非所問、新語症、沙拉語句、不語；3）情緒障礙——傻笑、情緒淡漠、內心矛盾；4）智能障礙——思考中斷、妄想；5）知覺障礙—聽幻覺、視幻覺甚至失真感，自我感喪失；6）怪異行為——蒐集廢物、冬天裸身；7）喪失社交能力——阻抗現象、與人隔離、活在自閉世界中等等。

10　譯者按：「緊張型精神分裂症」又可分為「僵直型」或「激動型」精神分裂症。而僵直型主要以臘狀動作、不語不動、拒食，以上症狀能持續幾分鐘或幾小時以上為特徵；而激動型則主要是表現情緒不穩、攻擊性強。

22.0%，四者之間基本上並無太大差別。但經過一段時間的1960年代時，緊張型急速減少為6.4%，之後持續下降，到1990年為2.4%；青春型也是逐年漸減，1990年時下降成16.7%；另一方面，妄想型則是直線上升，1990年時高達46.7%，幾乎佔精神分裂症全體案例之半數；無法分類此一範疇則包含了因為症狀表現混雜，無法歸類於任一種亞型者，一些症狀較不嚴重的精神分裂症患者都屬此範疇，其比率也在逐年上升。總體而言，精神分裂症之原型在經過半個世紀後，一方面向妄想型發展，另一方面則邊緣性化（境界化）。由於台灣大學精神科的資深醫師們並沒有太大異動，診斷判準也沒有有太大的差異，就研究的結果而言，因此表一所顯示的亞型的變化趨勢應具有相當之可信度。此外，表中1990～92的診斷結果，由於尚未受到1992年出版的ICD-10之影響，診斷基準並無更動，因此結果應該不是因為診斷上之落差所致。

像這樣精神分裂症亞型的變化，事實上在美國早已觀察到類似的現象。其中愛荷華（Iowa）大學的J・R・莫里森（J. R. Morrison），報告即是相當重要的文獻（4）。莫里森分析大學精神科從1920年到1966年，四十七年間出院的精神分裂症患者，發現在疾病型態方面有以下轉變：緊張型在1930年代開始減少；青春型則是在1940年初開始減少；至1955年到1965的十年間，此二亞型即完全消失。同時間，單純型也同時消失。

相反地，妄想型自1940年左右開始急速增加，大約占總數的40%。而無法分類型則在1960年代急遽增加，占所有亞型的半數以上。上述美國的亞型分布的變化趨勢和我們的觀察結果大致相同，差異所在只是美國上述變化發生的時間大約早於我國三十年左右。

由於愛荷華大學和我們同樣採取歐洲學派較嚴格的狹義精神分裂症判準，因此因診斷判準之差異所造成的影響應不顯著。此外，亞型之變化與是否採用抗精神病藥物或電痙攣治療亦無關係，總而言之，如前所述，隨著現代文明發展，人類行為自然而然地產生改變。雖然是不同地區，卻產生共通的行為改變趨勢。這一點由精神分裂症的亞型變化研究中就可以看出。

III、緊張型精神分裂症（Katatonie）

青春型精神分裂症（ICD-10, F20.1）的主要症候包括了怪異行為、人格解離狀[11]及人格敗壞等精神分裂症之核心症狀。相對地，緊張型一般被認為是癒後狀況較為良好的一型。緊張型精神分裂症（ICD-10, F20.2）在臨床上已愈來愈罕見。此二型在歐美已不復存在，而在東洋地區，雖不能說完全消失，但至少像照片 1-a、1-b、1-c那樣的緊張型病例在臨床觀察中已不見蹤影。在學生實習時，若用投影片放映強直性昏厥（catalepsy）[12]或蠟屈症[13]的圖片，大部分的人都會驚訝地連稱不可思議。強直性昏厥或蠟屈症都是在生物的活動機能運作無礙的狀態下，卻與外界完全阻隔，毫無交流。上述病態之自閉狀態可以持續達數週到數個月。

11 譯者按：乃指患者思考結構及認知系統產生碎裂的現象。

12 譯者按：catalepsy在醫學上稱作僵住症、倔強症或是強直性昏厥。發生時會有類似死亡的症狀，包括昏迷不醒、失去知覺、肢體僵硬，以及暫時性消失一些平常的感官功能，狀況可能延續幾個小時到數十天。

13 譯者按：蠟屈症（wax flexibility），患者會長時間處於一個相同的姿勢，不論周圍環境的變化都不會加以移動。

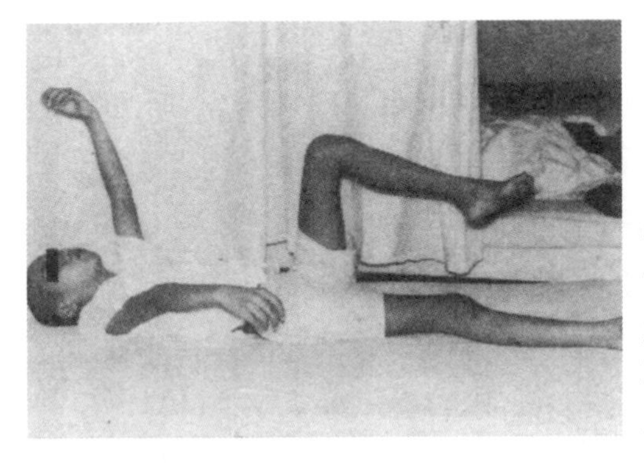

照片1-a 14歲男孩的緊張性昏迷狀態（catatonic stupor）。對於周遭毫無反應，頭本來應放在枕頭上但卻停止於半空中。（1960年攝）

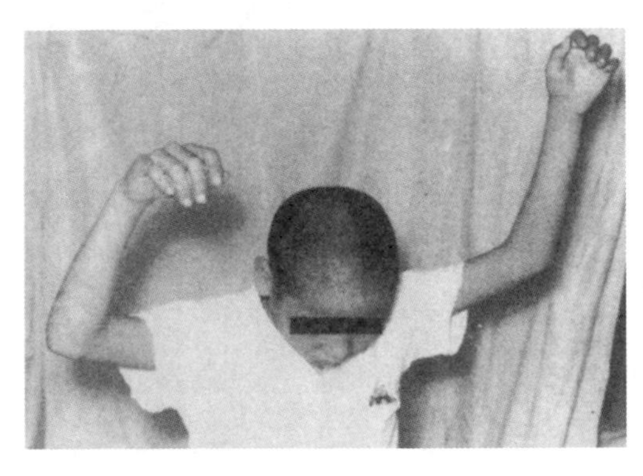

照片1-b 典型的僵直性現象（catalepsy）。全身毫無反應，呈現像面具一樣的誇張表情，即使經過長時間也不改變。

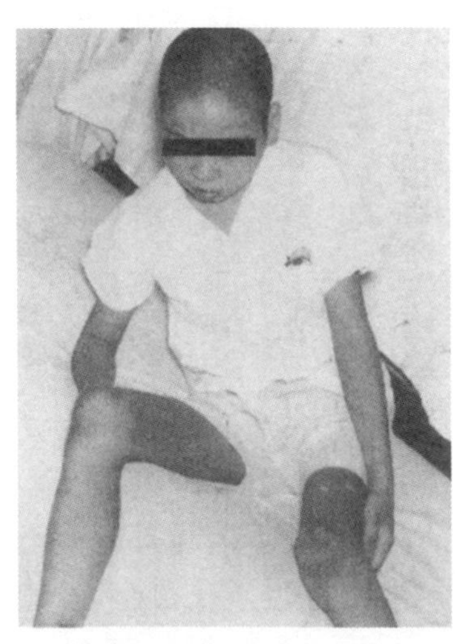

照片1-c 將其身體轉向任何方向後，便維持不動，不會再回覆原本的姿勢。蠟屈現象（flexibilitas cerea）。

直到二十世紀中葉，社會體制仍甚為封建，生活在權威統治下的桎梏之中。是和今日媒體發達的網路時代全然不同的時代，人的內心因而相對樸素而自閉。在這樣的時代中，自我防衛的方式之一，的確可能以緊張型精神分裂症的症狀為其表現。筆者到監獄初診或在進行精神鑑定時所看到的拘禁性精神病[14]患者有許多顯現緊張型的症狀，其特徵是意識昏迷以及意志停滯，缺乏動力。1966年之後WHO所進行的國際精神分裂症先導性研究（5），世界九個研究中心所報告的精神分裂症案例中，值得注目的是，印度安哥拉報告緊張型在其病患中所佔比率最高，這一點特別值得注意。文獻中還提到，印度當地的精神分裂症患者相較之下，攻擊性極低。相信是由於印度（caste）之社會環境，而使人們選擇緊張型之症狀，作為自我防衛機制。

下面一段引言，出自美國心理衛生研究院（NIMH）「文化與人格」研究室知名的日本文化研究者柯迪爾（W. Caudill）。柯迪爾初來日本時在精神病院中看到緊張型患者時，甚為驚訝，而有以下記述。

23

「有一位中年男子在以木板隔間的房間中央靜坐，終日不曾移動。任何人問話也毫無反應。而當主任教授及大批醫事人員回診經過其房間時，原先文風不動之男子一看到教授，就深深地以頭叩地行禮。當教授離去之後，又回復到原本的靜坐姿勢。在一整天之中，就只有移動這麼一次。情況恍如江戶時代一般平民遇到大名巡狩時，對於上位者所做的反應，顯示其仍未忘記面對權

14　譯者按：一種在拘禁或是扣押時期發作的精神疾病。

> 威時所必須做出的姿勢反應。由此看來，似乎雖然戰後日本的文化已有急速變化，但底層的文化卻絲毫沒有改變。」

由於青春型精神分裂症原本是精神分裂症的核心，因此對於單只有歐美地區在多年前青春型病例便已消失不見這件事，相當值得加以注意。雖然一些比較文化研究者指出，東洋社會中較多青春型患者。但事實上從我們的資料來看，青春型病例急速下降，大約只剩15%左右。然而，由日本患者的資料看來，青春型的確占最大部分。或許由於東洋的佛教國家，有靜坐、冥想等向內觀看的傾向，因此青春型數量較多。不過從資料研究顯示出的青春型病例減少的趨勢看來，遲早青春型病例可能也會從臨床上消失。這樣的趨勢和西歐相同，只是大約晚四十到五十年左右罷了。

24

1965年筆者在美國NIMH和柯迪爾合作時，曾和韋恩（L. Wynne）曾就精神分裂症家族之思考方式進行研究結果之交流。某日，韋恩提到精神病院患者大多是妄想型病患時，筆者則主張青春型與妄想型數量各半。雖然此觀點被韋恩強力否定，但今日想起，相信是因為文化變遷速度的差異，而導致患者的疾病型態有所差別。

日本的精神分裂症妄想型化的速度與台灣相較更為緩慢。至少在1960年代之比較，不論在症狀內容或是亞型區別上，台灣妄想型的患者人數都較多（6）。這是因為與多民族雜處所形成的近代國家國民相比，日本這樣長久都處於單一民族與同樣歷史背景的國家，將較不容易具有妄想病症狀的案例。

換句話說，根據我們的經驗，有大量外來移入人口的社會國家，妄想性疾患便有急速增加之傾向。兩百萬這樣鉅額的人口於戰後遷入台灣之後，便可以觀察到患者急速形成妄想之經過。因
25 此就不難想像以美國社會之發展及龐大的人口移入之下，將會促成妄想化之發展。另外要特別指出的是，最容易產生妄想症狀的族群，乃是移入人口中的中年婦女。

1960年代到1970年代有諸多留學生赴美，其中由於適應不良而產生妄想性精神障礙，最後被遣送回國的例子屢見不鮮。他們的共通點在於大多都怨恨美國人的不親切，進而猜忌指導教授、鄰居以及同學，逐漸發展出系統化之被害妄想，最後才因為強烈的錯亂狀態而被送到精神病院中，接著就被遣送回國。在我們治療過的不下一百位患者中，全都是妄想型精神分裂症。這些留學生在回國後迅速康復，一般來說都可以順利地回歸社會。相對地，印象中當時為數不少的留美日本留學生被遣送回國的原因，似乎是以憂鬱症為主。這樣看來，要等到青春型病例在日本社會中完全消失，而全以妄想型精神分裂症為主，可能不知道要到二十一世紀的什麼時候了。

IV、歇斯底里

26 新型的感染症一個接著一個的出現是現代令人驚異的事。相反地，原本極為流行的疾病反而漸漸消失也是另一種令人驚異的現象。1960年代開始，進行麻痺（梅毒性精神病）的案例急速地減少，甚至當一發現案例，便提供「學術免費床位」鼓勵患者入院，以供學生做實習研究。另外，歇斯底里也是一個不知不覺

間消失的疾病，其消失的過程如表二所示（7）。

表中呈現的是由1954到1985年三十二年間，將來台大醫院精神科求診的歇斯底里患者和全體初診患者的人數在四個年代中之比率。從1954～60年的5.3%，順次減少到1980～85年的1.7%。而男女別方面，戰後初期男性的歇斯底里案例相當多，但到1980年代後，女性的歇斯底里患者則為男性的四倍。這可以被視為是沒有戰爭時代的男女比。到今天，在門診則已經完全 27 沒有前來求診的歇斯底里患者。且不只在患者人數上產生變化，症狀上也有逐步轉變的情形。

若是分析表中1954年到1974年前後二十一年間，患者的歇斯底里症狀時，發現逐年減少的症狀包括：起坐不能、視力障礙與視野窄縮、目眩、失眠、因疾病受益之表現（secondary gain）、戲劇化的行為表現、類似精神病性障礙、焦慮、慮病症及人格疾患傾向等等。另一方面，逐年增加的症狀則有：肌肉痙攣、四肢無力、筋絡僵直、喉頭閉塞、過度換氣、昏厥、顏面潮紅、忽哭忽笑、歇斯底里性冷感反應等等。

上述症狀上的變化還只是歇斯底里疾病型態轉變的開端。見到的還包括歇斯底里大發作愈來愈少見，身體化現象則是相反地愈來愈增加。因此之後歇斯底里的表現會如何轉變，實在是饒富興味之事，只可惜尚未有系統性之研究成果報告。在歐美，歇斯底里的古典症狀消失，而轉變成為頭痛、腰背痛等症狀，早已成為定論。而台灣的例子中也發現愈來愈多的身體化症狀，可能已變型成為現今的擬身體障礙症（somatoform disorders〔ICD-10, F45〕）[15]。另外，一部分的歇斯底里患者可能成為情緒不穩性人格障礙症，或其亞型中可能包含了部分的邊緣型人格障礙症 28

（ICD-10, F60.31）。

總而言之，歇斯底里的時代在二十世紀後半走到了尾聲。如果以動力精神醫學的角度解釋，則是認為，當現代社會進展到具有精密的醫療檢查技術，得以對症狀進行實證性確認後，便無法再因歇斯底里大發作而獲得次發性的利益，也因而使得歇斯底里銷聲匿跡。此外，文化結合症候群中的Latah以及各地常見的附身現象，原本都被認為是原始之歇斯底里的一種，但因為無法用動力精神醫學加以全然解釋，因而並不被認為是歇斯底里的一種亞型（8）。

表二　台灣大學附設醫院精神科歇斯底里患者減少狀況

年度	1954-60		1961-67		1968-74		1980-85	
歇斯底里患者	數	%	數	%	數	%	數	%
男	326	3.49	150	2.36	139	1.82	54	0.65
女	378	9.68	304	7.45	419	6.33	205	3.06
合計	704	5.31	454	4.35	558	3.92	259	1.73
男女比	1：1.2		1：2.0		1：3.0		1：3.8	
全體精神科初診患者數								
男	9,342		6,361		7,630		8,286	
女	3,905		4,079		6,617		6,696	
合計	13,247		10,440		14,247		14,982	

15　譯者按：其中身體化症是一種患者認為自己患病但卻無法在生理上找到對應病因的一種症例。臨床表現是以莫名的身體疼痛、腸胃不舒服、心悸或胸悶、假性神經症狀、倦怠無力、麻痺、吞嚥困難等為主要症狀。患者經常是一家醫院換過一家醫院，到處求診，卻仍然無法解除身心的病痛。

V、患者的年輕化現象及其他

根據笠原嘉氏的記載(9),歐美大約從1950年代,在日本約1960年代開始,輕度憂鬱症逐年增加。相對地,笠原氏在1960年代造訪台灣時,尚未見到類似的傾向。而就我們臨床觀察所見,台灣輕度憂鬱症的增加,大約是從1980年代初期開始。一般精神官能症患者的主訴,從頭痛急速轉變成為失眠。像這樣的患者症狀變化,雖然很難直接證明是和1987年以降台灣的民主進展有關,但在臨床上,的確觀察到這樣的時間相對應的情況。1989年,當台灣開始使用SSRI(選擇性血清素再回收抑制劑)的同時(10),發現年輕患者的比率愈來愈高。精神健康的促進運動中,也可以看到抗憂鬱藥的廣告占大多數,想必這也使年輕患者有更多接收相關資訊的機會。

從我們的患者資料中,也可以明顯地看到年齡下降的現象。若觀察從1954年到1974年,二十一年間門診初診患者的年齡分布(3),可以發現除去躁鬱症、癲癇及器質性精神病[16],所有精神病與非精神病都有年齡下降的現象。雖然不能以求診患者數就直接推衍至所有實際發生的案例,但至少可以發現的是,患者年齡下降的情形並不是只存在於輕度憂鬱症中。

近年來世界各地都報告輕度憂鬱症有年齡下降的現象。加拿大的Staring County Study在流行病學研究上相當有名,而其中依最近墨菲女士(J. M. Murphy)觀察近四十年來憂鬱症的變化

16　譯者按:也稱作器質性精神障礙(Organic psychosis)。是指各種腦器質性精神病、軀體疾病和中毒引起的可逆性或不可逆性腦功能損害時所致的精神障礙。包括腦器質性精神障礙、軀體疾病所致精神障礙(即症狀性精神病)和精神活性物質所致精神障礙(即中毒性精神障礙)。

（11），並沒有證據可以證明憂鬱症有全面性增加的現象，只能說發現的案例較為集中於年輕女性身上。臨床上中年層憂鬱症案例 30 愈來愈少，或許可以部分說明更年期憂鬱症從疾病分類中消失此一事實。

精神症狀在不同時間的改變，可以反映出行為之障礙，因此可說是人類行為模式變化的參考。因此，記錄患者日常生活行動與診療狀況的精神科診療記錄，便成為人類行為的重要資料來源。但如果只透過醫師的面談紀錄，並不能掌握患者及其家屬日常行動之全貌。因此應由護理師、職能治療師、社工人員、臨床心理師及醫師共同於診療記錄上進行記載之共同紀錄法。但這麼一來，精神科的入院診療記錄便自然會變得過於厚重。

一般而言，大醫院會因為儲存空間不足，而習慣將診療記錄燒毀。而醫院管理者以及診療記錄管理人員，也都不了解精神科的診療記錄是有關人類行為的豐富歷史材料。另外，由於經費的問題，想要以微縮膠卷保存也是相當困難的事。但聽說歐美各國的醫院，都會將診療記錄保存百年以上。由於診療記錄可以讓我們了解特定時空下，人們的異常行為變化，因此可說是文化、歷史研究的珍貴材料。而保存下來的診療記錄，想必也可以成為後人客觀研究的基礎資料。如此而言，診療記錄不只是精神醫學史上重要的寶物，也是研究文化精神醫學時所不可或缺的豐富資料 31 來源。在這種看法下，筆者鑑於戰前的診療記錄皆無妥善保存，因此整理出戰後到1974年，多達六萬冊的診療記錄，在經過統計作業後（3），全部以微縮膠卷保存（12）。然而1975年後，卻無法再繼續這樣的保存工作，而只能任由珍貴的診療記錄繼續地被一一燒毀。

【第二章】面對醫療的態度與行動

I、什麼是最恐怖的疾病

對每一個人來說，關於自己哪方面的體質較弱，將來有可能罹患何種疾病，進而有可能因為哪一種疾病而葬送性命等等，相關知識都相當不足。所以說既然不可能預測家人健康狀態，平常也只能祈禱神明保佑家裡無病無災。在敬老日記者訪問百歲人瑞，詢問其長壽的祕訣時，大多也只回答像是睡眠充足、不挑食、認真工作、心情保持愉快等等。另外，當問到最害怕罹患的疾病時，大多數人都回答癌症（惡性腫瘤）。病人常常不肯面對自己有癌症之事實，家人和主治醫生到現在也都還傾向對本人隱藏病情。從三十年前開始討論許多關於應否告知患者本人病情的問題。贊成告訴患者病情的一方是以病患的利益著想，認為現今癌症多有五年或以上存活率，若告知病患將可使其妥善利用剩餘時間。但即使如此，傾向隱瞞患者病情的相反意見仍然存在。甚至有些患者雖然自己也察覺到患有癌症，但因為同時了解家人與主治醫生都在對他隱瞞病情，到最後都沒有問清楚自己真正的病名與病情是什麼。 34 35

十年前（1992年）東京大學、首爾大學和台灣大學，共同就心理衛生方面，進行文化精神醫學之比較性研究，觀察各國護理大學學生，對於精神疾病的態度有何差異（13）。其中一個問題為「請舉出你所認為最令人害怕的疾病」，其結果如下：第一名無庸置疑的是癌症，占44.1%；其次為中風（由腦出血等所引起的半身不遂、手足麻痺等症狀），占24.6%；第三為精神病，占19.8%；第四為急性傳染病，占4.3%。若比較三個國家學生的回答，發現日本和韓國相當接近。而台灣的學生，在第一和第二上有些許差異，認為中風是可怕疾病的人相當多，而精神病反而特別少。這一點值得我們加以留意。

認為哪一種疾病令人害怕，和個人的年齡及生活經驗有關。例如近年來年輕人愈來愈害怕AIDS，中老年人則比較害怕腦栓塞、心肌梗塞。SARS流行時，由於尚沒有建立起預防及治療方法，而對SARS束手無策，使社會陷入一片恐慌。會被大家所害怕的疾病都有一些共通點：大多是致命、病因不明又沒有明確的治療與預防方法。雖然擔心自己不曉得會不會得到精神病或痴呆症，但不論參加多少健康講座，也完全無法預防其發生，充其量只能增加醫學知識，幫助早期發現早期治療和提高康復的可能性而已。

36

護理系的學生到了三年級，修完心理衛生相關課程後，一方面增加對嚴重精神疾病的正確認識，另一方面也指出症狀的嚴重性以及患者回歸社會的困難性。這些課程目的並不在增加對精神疾病的負面看法，而是在學習到面對精神疾病患者時，必須知道的種種相關現實知識。而為何台灣護理系學生和日本、韓國比起來，比較不害怕精神疾病，則可能是跟學生實習場所是門診還是住院有關。

一般人大多認為精神病很可怕；接近精神疾病患者很危險；精神科和精神病院都是相當恐怖的地方。通常只要跟患者介紹這是精神科，多數人會馬上反駁自己不是精神病患。根據流行病學調查顯示，在精神官能症及其他精神科疾病的患者中，自行前往精神科求診的不超過四分之一。其他大部分都是到非精神科，主要是內科求診。而來精神科的患者及其家人，大多比較能接受像是神經衰弱（ICD-10, F48.0）、強迫症（ICD-10, F42）、適應障礙[1]（ICD-10, F43.2）等等的診斷，較不喜歡精神分裂症這樣的病名。在開具診斷書時，也常常要求醫師能將診斷改為較輕度的疾病診斷。

37

心理衛生的課程，是從醫學相關科系的學生開始為原則，希望一步一步地拓展到其家人、社區，最後擴及到社會大眾。而雖然讓社會大眾具有精神健康的基礎知識是相當重要的事，但不是用廣告或標語等速成的方式便能一蹴而成。針對臨床上個別案例有效的治療，才是首要先決條件。另一方面，當精神疾病患者以外的家庭成員論及婚嫁時，常常都害怕對方知道家中有人得到精神病，鄰居或是社區成員也是一聽說附近有人得精神病，就顯得相當害怕。因此患者時常被帶往離家較遠的地方接受治療、入院。

許多患者家人，都擔心教學醫院的精神科，因為實習生多而容易使患者的病名或病狀洩露出去，且害怕患者因為治療或診斷之需要而必須住院時會被其他精神病患者迫害。另外，雖然愈來愈少人反對精神病具有遺傳性（14），但不少家庭仍會以家中其他成員都沒有這種病為理由反駁這種說法。由此可見，精神病和癌

1　譯者按：適應障礙乃是指一些人應付不了某些變遷的巨大壓力而出現的短暫精神問題。是人群中常見的一種心理障礙。一般是因環境改變、更換工作或生活中某些不愉快的事件，而出現的一些情緒反應及生理功能障礙，並導致學習、工作、生活及交際能力的減退。此種心理障礙常見於入伍新兵、大學新生、移民或災民之中。主要表現為：抑鬱、焦慮、行為障礙、身體不適或社會性退縮等等。

症一樣，都希望能夠不要為人所知。也就是說，人們面對這樣令人難以接受的疾病時，從以前到現在，心情上都絲毫沒有改變。

38

II、醫療態度、行動的文化因素

1960年代在台北市近郊進行精神疾病流行病學調查時，同時調查民眾對於身體疾患及精神疾病的傳統疾病觀。調查對象為488名十五歲以上的男女，而從調查結果，可以反映出台灣民眾相當受到中國傳統疾病觀的影響。首先對於身體疾患有以下五個問題：第一、「你認為所有的疾病都是由身體的變化所引起的嗎？」，53%的民眾回答「是」；第二、「你認為許多的疾病都是因為身體內部的火氣或是腎虛（腎虧）所引起的嗎？」，同樣地53%持肯定見解；第三、「你認為許多的疾病是因為身體缺少某些物質或是因為身體衰弱所引起的嗎？」，回答「是」的占79%；第四、「你認為中醫和中藥很有效嗎？」，有46%的人贊成；第五、「你認為生病的人應該減少食用刺激性食物嗎？」，

39 85%持肯定回答。

在中醫的疾病觀中，認為人體依陰陽五行而運行，因此調和「氣」、「精」、「火」三者，將可使身體保持健康，而體內失去平衡將會罹患疾病。易言之，人體的五臟六腑為生命力的來源，所以維持內臟機能的安定相當重要。這樣的看法和人類的感情活動將會使身體產生各式各樣病痛的觀念相去甚遠，而比較容易和人體是由遺傳體質所左右的疾病觀間進行連結。另外，由於陰、陽並不是直接對應於人類的感情，也很難說明其與人類行為間的關連性，因此身體所感受到的許多異常狀態就必須以身體化

（somatization）的形式呈現。總而言之，基於中醫思想的台灣社會，從以前就對精神疾病抱有極大的偏見及畏懼。

前述調查的後半部份，是調查對於精神疾病的傳統疾病觀，包括了以下三個問題：第一、「你認為精神病大部分都是由父母所遺傳的嗎？」，30%回答「是」；第二、「你認為精神病是很難治癒的疾病嗎？」，有58%做肯定回答；第三、「你認為精神病患者應該被社會隔離嗎？」，75%持肯定看法。由此可知，一般民眾因為對於精神病之預後抱持著悲觀的態度，而對精神病人也傾向採取排斥的態度。

40

若是問來精神科門診求診的患者「你得的是神經衰弱嗎？」，半數以上的患者，不論事實上是患什麼疾病，也不論是男或是女，都會回答「是」(15)。接著問「你是腎虧嗎？」，也有26%的男性及6%的女性做肯定回答。雖然神經衰弱是西洋醫學所引入的疾病名稱，但由於中醫廣泛的使用，而成為中醫疾病分類的一部份。神經衰弱和腎虛，也成為中醫所治療的疾病中的大宗。

1970年代在美國蓬勃發展的醫療人類學，以針對不同文化的醫療態度及醫療行動為其主要研究議題(16)。也就是觀察在不同的文化下，人們是怎樣對自己的疾病作定位，用什麼方法來解決疾病，選擇怎樣的治療方式，自己又應該去做什麼準備等等，以這些題目為其研究主題。當覺得自己的身體不舒服，或是感覺到家中的哪個人最近行動有點奇怪時，人們是如何來說明這樣不尋常的現象，進一步又是透過什麼方式來解決這樣的現象。上述的心理歷程，稱作解釋模型（explanatory model），其中包含了許多的社會文化因素。通常的情況下，由於受各自的周遭環境所

41 影響，而會選擇不同的醫療型態。首先會受到「重要他人」（significant others）的意見之強烈影響，其次也會受到環境所能提供的醫療網絡（delivery system）所限制。而為了解這些種種差異的狀況，必須在不同的社會、地區進行調查，力求明瞭人們的健康觀念、病因的解釋、醫療方式的選擇等等間的關係。

III、和精神疾病相關的傳統疾病觀

不只是東方醫學排斥精神疾病，歐美社會到近代為止，也都對重症精神病患抱持著畏懼、排斥的態度，認為精神病是不體面的疾患，對其採取隔離主義的立場。要到1950年代以後，精神病院才普遍採取開放式的管理。有以致之，是因為人們了解精神保健的重要性後，進一步嘗試去改變傳統差別對待的態度。也因而近年來，進行了許多對於精神醫療的態度之相關研究（attitude study）。

以下是1975年在台北市的調查研究結果。此次的報告是調查依台北市政府「施療救濟」方針而入院的慢性精神病患者的收容狀況。研究方法之一是隨機抽樣精神病患的家屬164名，詢問
42 其「對於精神疾病的傳統概念及態度」(17)。問卷的問題包含許多類別，共有六十六項問題，而本書列出其中十一項。各問題的回答，依年齡、學歷做分類，結果如表三所示。

表三 台北市政府所施療照顧之精神病患家屬共164人調查(1975)

對精神障礙的傳統疾病觀及態度	30歲以下 N=60	31-50歲 N=42	51歲以上 N=62	高中畢業以上 N=41	中小學畢業 N=79	未受教育 N=43
	是(%)	是(%)	是(%)	是(%)	是(%)	是(%)
1.精神障礙是因為風水不好所引起	10	17	21*	10	13	28
2.精神障礙是因為沾上了惡鬼	5	14	26	5	13	30
3.精神障礙是因為祖先做了壞事所造成的	5	7	24	5	11	23
4.中醫對精神障礙有效	5	17	23	2	17	23
5.求神問卜對精神障礙有效	5	7	23	5	13	30
6.精神障礙是因為太用功所導致	12	29	41	17	25	41
7.精神障礙是相當難以治療的疾病	28	62	70	37	52	70
8.如果結婚對象的家族中有人罹患精神疾病,會反對結婚	48	55	78	54	57	74
9.精神障礙有危害社會安全之虞,故必須受到隔離	47	71	87	51	68	86
10.關於精神障礙的疾病狀態,必須祕而不宣	30	38	62	27	38	71
11.精神病院是把精神障礙者關起來的地方	43	55	73	37	57	79

問卷中66個問題的11項問題。除*以外的回答都呈現有意義的差異。

第一問：「精神障礙是因為風水不好所引起」，回答「是」43 的占10%～21%，年齡方面則沒有明顯的差別，而學歷上，高中以上學歷占10%，未受過教育的占約28%，可看出高學歷者有比較不相信風水的傾向。

第二問：「精神障礙是因為沾上了惡鬼」，對於這種由來已久的傳統觀念，答案為肯定的，五十一歲以上占26%，未受過教育者占30%，而三十歲以下及高中畢業以上的族群則只占5%。

第三問：「精神障礙是因為祖先做了壞事所造成的」，會問這個問題是因為台灣民眾拜祖先的情形很是普遍，也同時認為祖先做了不好的事將會禍延子孫，使子孫遭受災禍。肯定的回答分布為，年輕、高中以上學歷者為5%，五十一歲以上及未受教育，分別高達24%與23%。

第四問：「中醫對精神障礙有效」，回答是肯定的，年輕族群5%、高學歷者2%，比率都相當低，而五十一歲以上及未受教育者都高達23%。

第五問：「求神問卜對精神障礙有效」，肯定的回答比率和問題四大致相同，只是未受教育者，在問題五的百分比高達30%。

第六問：「精神障礙是因為太用功所導致」，這是比較近代才有的觀念。年輕人中有12%，高學歷者17%持贊成意見，比 44 率反而不高。另一方面，五十一歲以上及未受教育者的肯定見解都同時高達41%。

第七問：「精神障礙是相當難以治療的疾病」，這個問題中回答肯定的比率相當高，但年輕群的28%與五十一歲以上的

70%差距甚大。另外，高學歷的37%與未受教育的70%差距也很大。由於本研究的樣本來源是慢性精神病患的家屬，因此他們對於患者的照顧都有長期的經驗。因此從年長者的回答，可發現他們對於治療效果的信賴度相當低。

第八問：「如果結婚對象的家族中有人罹患精神疾病，會反對結婚」，這個問題的肯定回答率比上一個問題的比率更高。年輕群48%，高學歷54%；五十一歲以上78%，未受教育者74%。可以發現，雖然自己家中也有精神病患者，但仍然在相當程度上不願意和有精神病患者的家族通婚。

第九問：「精神障礙有危害社會安全之虞，故必須受到隔離」，從這個問題的回答可以發現，在這十到二十年之間，基本上認為應該隔離的態度並沒有太大改變。年輕人有47%贊成，高學歷者51%，而五十一歲以上87%，未受教育者86%。

第十問：「關於精神障礙的疾病狀態，必須祕而不宣」，年輕人30%，高學歷者27%，而五十一歲以上62%，未受教育者71%做肯定之回答。可看出後面兩者，較具有將精神疾病隱匿化的傾向。

第十一問：「精神病院是把精神障礙者關起來的地方」，回答「是」的比率相當高。年輕人43%，高學歷者37%，而五十一歲以上者73%，未受教育者79%。無疑地也是後面兩者的肯定回答比率較高。

45

由此可見，一般而言，高學歷者與年輕人，對於精神疾病比較不具有傳統的刻版印象，也比較不會有偏見及排斥的態度。因此從這樣的情形來看，要使民眾對於精神疾病擁有正確的觀念，雖說從病患家屬下手，各各教育他們固然有其效果，但也必須同時加強現代教育與現代化知識，如此才能使人們愈來愈具備開放的心胸及正確的醫療知識。

IV、各式各樣的醫療系統與心理衛生

在印度及亞洲這些民俗醫療或是中醫興盛的地區，隨著百年以來的西方醫學傳入，醫療急速進步，國民健康增進，平均壽命也大幅度地延長。然而，西方醫學並不是全面性地取代民俗醫療或是中醫，例如日本在這數十年來就有傳統醫療復甦的趨勢，特別是對於慢性病的中藥效用獲得重新評價。市面上，也有各式各樣的醫療系統逐漸穩固其地盤（18）。

46

日本有這樣的情形，在中醫盛行的中國就更不用說了。而台灣在被日本統治的五十年間，中醫及民俗醫療受到總督府壓制，但在戰後回歸中華民國後，因為政府揭櫫「中華文化復興」的口號，中醫再一次興旺。中醫的診所及看板如雨後春筍般，幾乎隨處可見。

在這樣各式各樣的醫療體系復甦的態勢下，對於我們這些希望將近代的精神健康觀念推廣出去的人來說，是一項重大的難題。由於政府致力於中醫的復興，面對新興的心理衛生顯得相當漠視。而來精神科求診的患者中，約有70%的患者之前曾經利用過不同的醫療系統，在來精神科求治之前，已經接受過各式各樣的治療與多種民俗療法。

一直到1995年，全民健保終於才開始實施。在全民健保實施前，由於大部分的醫療費用都需自費，因此大多數患者及家屬來精神科求診之前，都已經花費了家中大量的金錢接受各式各樣

的治療。在一開始的時候，精神科醫師、護士，都強烈地反對家屬帶著入院患者去廟裡拜拜，請乩童治療，或是接受其他的另類療法。但是從1970年代左右開始，漸漸對於家屬的這種行為採取容忍的態度。雖然各宗派的宗教界人士經常進入病房，造成很大的困擾，但醫護人員漸漸地也學習到，以對方的宗教及信仰的語言和家屬溝通，也是相當重要的一件事。而現在大致上一般人所公認的觀念是，急病找西醫，慢性病則屬中醫範疇；西藥雖然效果快但副作用強，而中藥效果慢但副作用小。 47

根據調查顯示，約有85%的民眾在肝炎、胃出血、心臟病等疾病時，會選擇去看西醫，10%選擇中醫，其餘5%則是會尋求民俗療法或是去藥房買藥，也有的民眾也會自己買中藥回來熬煮服用。至於頭痛、失眠、感到焦慮時，第一優先考慮西醫的民眾約有60%，選擇中醫的有10%，去藥房買藥的則占5%，其餘少數人則是尋求民俗療法或是心理諮商。而選擇以西醫解決頭痛等困擾的民眾中，約有四分之一會去看精神科，其餘則選擇像是內科之類的非精神科科別。由此可見，一般民眾對精神症狀或是精神狀態的認識普遍不足，也因此常常可以發現將精神問題身體化的案例。

接下來所要談的是，從1984年開始，由中央研究院民族學研究所主導進行的五年期Public Opinion研究，全名為「台灣地區社會變遷基本調查計劃」。在這個提升到國家層級，由十二名社會科學者為主組成的研究團隊中，也有精神醫學者的加入，部分研究結果可參見表四（19）。 48

表四　台灣地區民眾的醫療態度及對精神疾病的看法（1984-85）

	性別	非常贊成	普通贊成	不贊成
1.認為吃或是注射補藥對健康有益	男*	13	28	60
	女*	16	29	55
2.認為生病的時候應該去看醫生而不求神問卜	男	75	16	9
	女	66	21	13
3.認為中藥比西藥溫和、安全	男*	47	35	18
	女*	48	33	19
4.認為男性酗酒對身體不好	男*	82	15	3
	女*	87	11	2
5.認為對患有絕症的病患可施以安樂死	男	45	24	31
	女	44	19	37
6.認為發瘋的人是因沖犯鬼神所導致	男	4	9	87
	女	6	14	80
7.認為重症精神病患者可免負刑責	男*	26	26	48
	女*	26	27	47

調查人數為男性2,597人，女性1,062人，＊為沒有性別上的差異顯示

在這個表格中，所列舉出針對民眾醫療觀念及態度之相關問題，皆同時涵蓋了精神疾病與身體疾患兩個面向。

第一問：「認為吃或是注射補藥對健康有益」。這裡的補藥概念上包含了屬於西藥的營養補給品，而贊同的男性有41%，女性45%。高學歷者贊同率低。

49

第二問：「認為生病的時候應該去看醫生而不求神問卜」，男性有91%，女性有87%表示同意，比率相當高。尤其是高學歷者所占的比率更高。但這裡的醫生也包括中醫。

第三問：「認為中藥比西藥藥性溫和、安全性也較高」，這

個問題的贊同率普遍很高，男性有82%，女性有81%，且沒有年齡分布上的差異。

第四問：「認為男性酗酒對身體不好」，這個問題的贊同率尤其高，男性有97%，女性有98%，不論男女都全面對男性酗酒這件事持強烈的否定態度。另外，在台灣女性酗酒幾乎是不可想像的。

第五問：「認為對患有絕症的病患可施以安樂死」，贊同的男性有69%，女性63%，沒有性別上的顯著差異，而年紀輕及學歷高的族群贊同率尤其高。

第六問：「認為發瘋的人是因沖犯鬼神所導致」。這裡所指的鬼神是指包括惡鬼（demon）及亡靈，而這個問題，則是詢問民眾是否認為對鬼神不敬將會使災禍降臨、讓人發瘋。而肯定的回答率中，男性占13%，女性占20%，可看出女性具有較強的民間信仰觀念。從學歷的分布來看，可以發現學歷愈高贊同率愈低。而年齡上，則可以發現四十歲以上的民眾肯定回答的比率較高。另外，從1960年代到1980年代，對答案的贊同率基本上沒有太大改變。

第七問：「認為重症精神病患者可免負刑責」，男性52%，女性53%贊同，特別是四十歲以上者贊同率高。似乎可看出年紀愈長，愈具備法律知識的趨勢。

50

從以上一般民眾對於精神疾病相關問題的回答看來，可發現年輕及高學歷的人，較不具有刻版印象及民間信仰等守舊觀念。由此可知，現代教育對於近代醫學與心理衛生之促進具有顯著功能。

【第三章】文化結合症候群

I、縮陽症（Koro）

52　截至目前為止，學界已報告許多和文化相關的特殊精神疾病。這些特殊的精神疾病一般無法用現代的精神醫學疾病分類系統加以分類，這是因為其臨床表現和文化因素高度結合的關係。一百年前，克雷普林（E. Kraepelin）提倡比較精神醫學時，在爪哇進行研究時所觀察到的Amok便是其中之一。Amok是特發於馬來人的罕見症候群，患者會突然呈現狂暴的狀態，進而漫走殺人，表現出被稱為Amok發作（running Amok）的現象。整體而言，Amok可說是一種解離[1]（ICD-10, F44）的情況，且和附身現象同屬於原始型歇斯底里之範疇。Amok在發病前，會出現沉思、憂鬱等前兆現象，之後出現衝動性殺人，整個興奮狀態會持續一段時間。但發作之後，對這段期間之種種會毫無記憶。形成本症的原因經常是因為強烈的挫折感、家人死亡、離家工作，或是到新環境所產生的適應不良。

53　在非洲的黃金海岸，有一種和Amok或是癲癇之意識混亂狀態相似，叫心因性朦朧狀態（Frenzied anxiety）[2]。發作時，患者也會四處漫走，有時亦會出現攻擊他人或殺人的情形。對於發

1　譯者按：一個整合的人即是將他的過去記憶、現在身分、知覺與運動功能皆統整得很好，而解離（Dissociation）簡單地說就是一個人的人格被分開。解離型疾患發病時的特點是，對過去記憶、現在身分、知覺與運動功能整合作用部分或完全喪失。

作後之過程，仍殘留有記憶。

在菲律賓、汶萊等馬來民族之中，有一種稱之為Latah（註：在ICD-10分類系統下，此症被歸入F48.8「他類精神官能障礙症」中）的症候群存在。患者在受到刺激後，會突然感到極度地恐懼，出現仿同言語及仿同行為，顯示出其具有高度的被暗示性。其仿同行為和愛奴人中所觀察到的Imu（イム）是類似的症狀。イム和突然遇到蛇（とっこに）時所產生的驚嚇有關，主要出現在中年女子中，光是一聽到「とっこに」，就立即產生驚愕反應，之後順次出現仿同行為。在此同時，原本文靜的人會變得好辯、好動，喪失抑制力控制，甚至口出穢言。

在世界各地的文化結合症候群中，最普遍可見的是各式各樣的附身現象。例如見於海地黑人的巫毒（Voodoo），即是一種在祭祀時，受到巫師的誘導以及強烈的鼓聲影響之下，而進入迷矇狀態（trance），產生像是被神明附身、倒著爬椰子樹、痙攣等等類似歇斯底里發作之症狀（ICD-10, F44.3）。在世界其他地方，也常可見到像這樣被神明或是動物附身，而產生異常精神狀態的案例。動物附身的情況之中，尤其以日本的被狐狸附身最廣為人所知（20）。

54

相對於被神明或是動物附身，也有靈魂與肉體分離出竅的情形。例如出現在南美的Susto，就是一種主要發生在青少年時期，因為過去恐怖的經驗而起，在睡覺的時候靈魂因為邪術而游

2　譯者按：又稱作心因性神遊症。其診斷標準有三點：1）動機不明，突然地離開自己的家庭或熟悉的工作場所，到外地去旅行，這時患者無法回憶過去，產生了失憶的現象；2）重新為自己設計一個新角色（部分的或全部的），繼續過著一般人的生活，創造新的人際關係，但旁人並未察覺有任何異狀；3）這個障礙並非起因於多重人格障礙或因為身體方面的問題而導致的心理障礙。

離出身體的疾病。Susto發作時一開始會表示出嚴重的不安與激動，因而體重減輕，最後陷入憂鬱及自閉的狀態。由於據信會得Susto這種病是因為靈魂在離體之後，受大地拐誘而被吸走了，所以治療的方法是從地上抓來天竺鼠，用天竺鼠重重地對病人身體進行摩擦，希望藉此能將病人的靈魂喚回到自己的身體去。

本章主要探討的乃是筆者在中國人中特別觀察到的縮陽症（Koro，歸於ICD-10, F48.8）與畏寒症（Frigophobia）。縮陽症（Koro）在中國的歷史中早有記載，乃是因為陰陽失調導致陽氣受損的一種陽氣不足狀態。縮陽症的症狀相當特殊，患者的陰莖會突然地完全縮到肚子中，繼而使患者覺得自己好像就快要死掉，因此產生強烈的焦慮感。這樣的情形會持續上好幾天。人類學者林頓（R. Linton）推測縮陽症這種見於馬來人及中國南方人的疾病之成因可能是一種焦慮狀態(21)，是一種和文化相關聯的歇斯底里，但也可能是一種特殊的精神病。另外許多人認為縮陽症產生的原因，是因為中國人手淫過度，導致精液不正常地流失。通常縮陽症發作時，家人會一起把患者的陰莖拉出，並在患者的陰莖處打上紅色蝴蝶結以祈求康復，同時為了增加活力，會燉煮大量的藥草給患者喝。雅普（P. M. Yap）在香港進行的觀察則認為縮陽症的症狀是種不完全的人格解離的現象（depersonalization syndrome）(22)。然而在1963年的日美共同精神醫學會，雅普所報告的八例縮陽症，最終全診斷為焦慮症。而筆者在1965年時，也曾提出兩例縮陽症的報告(23)，其中第一例為齊夫（A. Kiev）引用於著作中，做為典型縮陽症之案例(24)，並由近藤喬一翻譯為日文出版(25)。

55

縮陽症案例一

TY先生職業為廚師，來自中國大陸的漢口，在三十二歲的時候到台灣大學精神科求診，主訴的症狀包括了心悸、呼吸不順、四肢麻痺、目眩等身體方面的症狀，以及經常性感到焦慮。在來精神科求診之前，TY先生也曾經造訪過幾個中醫師，而中醫師大多診斷其為腎虛或是精氣不足，所以需要補「氣」（生命原素）或補血，建議TY先生可以喝少量的童子尿或者吃人的胎盤等等。由於患者當時有買春的習慣，發現到自己的陰莖一兩天就會縮起來一次，而且還會突然湧上一種無法忍耐的饑餓感導致暴飲暴食等狀態，讓患者感到非常擔心與困擾，於是選擇來尋求醫生協助，療程總計約持續數月。

TY先生的家中有五個兄弟姐妹，TY先生排行老大。從小生長在長江旁的小村莊，患者父親在一艘具有八十名男性船員的商船上工作，必須在長江上往返行商，因此每六、七個月才能回家幾天。在患者七歲時，排行第五的弟弟才剛剛出生沒多久後，其父卻染上不明疾病過世，或許因此使得母親對患者非常疼愛，並親自教其算數和認字。然而後來患者的母親再婚後，繼父對患者相當冷淡而比較疼愛么子、而且因為患者常常任性不聽話，所以常常遭到繼父處罰，並被強迫去工作來幫助家計。但是患者母親不贊同繼父這樣的作法，於是將患者交給娘家的兄弟那裡收養。可是在後來的家庭中，患者還是常常受到欺負。

56

患者十一歲開始在美容院當學徒，十四歲獨當一面。從那時起便開始熱衷於賭博。十六歲時轉去餐廳習藝，數年後成為經驗豐富的廚師。由於患者的薪水大部分都拿去買春和賭博，只有零頭會拿回家做家用，讓患者的母親非常生氣而經常指責他。而且他不但將自己的錢花光，甚至還會偷拿母親的錢，雖然常常事後感到後悔，但最終還是跟母親大吵一架後離家出走。中日戰爭發生的時候，當時十八歲的TY先生因為原先的工作無法繼續下去，因此在上海的汽船上擔任廚師。從船上工作的這一段時間起，患者的身體開始愈來愈衰弱。某一天，他的身上突然出現了黃疸。TY先生認為這是因為過度的自慰所引起的，因此為了控制自己的慾望以維護健康，他嚐試了二十種以上的中藥，但效果不彰。後來每天早上喝回龍湯童尿（自己的第一泡尿），四個月之後痊癒。

57

中日戰爭結束時，患者二十歲，仍然繼續在船上工作，有時候還會藉機買賣嗎啡牟利。後來在二十二歲時入伍從軍，但卻一直都沒有拿到薪水。1949年，在來台後便退伍並開始在麵包店工作。這時患者又開始賭博，而且常常在賭博時順便去買春。由於患者的性慾太強，後來幾乎每天晚上都會去買春，完全沒有考慮到節約開支、結婚等等的問題。另一方面，也愈來愈對在餐廳揉麵糰的工作感到厭倦。

1957年七月，TY先生開始有呼吸不順、心悸的症狀出現。隨後又發生眩暈、四肢無力、肌肉經攣，同時還有口乾舌燥、想吐、嘔吐等症狀。但檢查結果卻一切正常，因此只有注射維他命B群。然而兩個禮拜後症狀一消失，患者又開始買春，症狀因而復發，發作的頻率比之前來得頻繁且時間持續更久。

陷入恐慌的TY先生，看了一個又一個的中醫，也注射了許多維他命劑。其中一位中醫認為患者是腎虛，或稱之陰虛（性能力不足），若是再繼續買春下去，遲早有一天會葬送性命。而他也認為自己是陰虛，因為女人子宮所分泌之毒物導致陰莖造成損害，所以他停止工作，致力於儲蓄活力維持經氣。1957年八月，經由內科醫師之介紹，患者來到精神科求診。

58

然而，症狀才稍為減輕，患者就無法忍耐體內洶湧的性慾。但在性交後，患者便會感到肚子裡有一種異樣空虛的感覺，並常常覺得陰莖好像快要縮到肚子裡去，因而非常地焦慮，在驚恐之餘便用兩手緊緊地握住陰莖。然而有次當患者用力將自己的陰莖壓住的同時，卻突然感到一陣強烈頭暈而失去意識。後來的四個月內，患者都每天早上喝一杯童尿，其效力相當顯著，症狀減輕不少。不過後來發展到患者甚至感覺，每隔一天一次，肛門也會跟著縮到肚子裡去。有天夜裡，患者看到自己的陰莖縮到只剩一公分長，立刻將它用力拉出，之後方能安心入睡。

1958年時，患者一看到女性就害怕，有五個月的時間不再買春，同時間卻也無法工作。為了平衡支出，患者開始向朋友借錢，或是用各種手段向別人詐取金

59

錢。由於患者的種種不當行為，使得朋友一一離他遠去。另外，鑑於症狀一直都沒有改善，患者接受一位中醫的建議開始食用胎盤。在吃了五個胎盤後，雖然感到症狀有所好轉，但效果只持續了短短兩天。由於常常因為難以忍受的饑餓感而輾轉失眠，患者認為自己罹患了「飢餓精神官能症」。另一方面，患者又害怕射精會使「氣」流失，所以睡覺時常常抓著自己的陰莖，以防夢遺發生。

由於過度注意自己的身體，患者常常陷入恐慌狀態而到醫院掛急診。求診的時候，總是不停地訴說各式各樣的症狀。由於極力想證明自己身體的確有病，因而要求做各式各樣的身體檢查，但檢查的結果卻是一切正常。患者極為依賴醫師，在提出種種要求時，表現極為誇張，有如歇斯底里一般。雖然患者對於自身疾病的認知，基本上是出於中國傳統的醫學觀，而且為了治療自己的腎虛花了數千元在中藥上，但對於我們精神科的治療卻又顯得非常依賴，常常要求各式各樣的檢查及注射。說明症狀的時候，患者也顯得相當誇張，邊做動作邊敘述著。例如「兩手不停地顫抖、肚子痛、陰莖縮起、心臟一直不停的『喀、喀』或是『喀茲喀茲』作響……中醫說我的神經被『冷』、『寒』、『風』所侵入……西醫有這樣的東西嗎？……一到晚上，我的身體就不停地顫抖、血液無法流上來、身體沒辦法動彈、肺和頭都發燙，口很渴所以得喝茶……後來就不由自主地想小便……還有有時後晚上氣好像堵住了，心臟跳得很快，說話時間長一點就開始頭痛……心臟『叩、叩』或是『叩叩』的響，頭裡面也一直有『茲茲、茲茲』的聲音。」患者就是這樣地在陳述其各式各樣的不適。

60

治療的後期（大約是第十八到第二十二次面談時），患者對於因自己不當的行為而招致朋友的非難這件事感到不安，也希望可以在餐廳找到輕鬆的工作；另一方面也怕失去精氣，而不做買春的行為。若是對患者的病情作總體的觀察，患者的疾病可以說是因為難忍性慾及賭輸的情緒所引起。其恐慌可視為是因為害怕生命力的喪失所致，具體表現為擔心陰莖縮小之恐懼。患者所表現出的精神混亂狀態中包含了多樣的慮病症症狀[3]，臨床診斷上必須考慮邊緣性精神病這樣的嚴重精神病狀態。臨床上，患者明顯表現出的強烈口慾很清楚地是在傳統觀念影響之下，對於生命力喪失之焦慮。也因為了改善病情，服用各式各樣的「補」；從中醫處接受難以計數的處方；食用大量的米食。這種種作為其實都只是為了盡量滿足一己之欲求。到診療的最後，雖然表現出妥協的態度，但事實上患者仍然對於自己的病情或病因沒有自覺和反省，覺得不過是周圍親友的支持與援助產生效果罷了。

3 譯者按：日本稱「心氣症」，即一般人所稱的「神經衰弱」狀態，也是現今日本精神醫學者森田正馬所稱之「普通神經質」狀態。此種狀態乃是因過度擔心自己的健康狀況而引起頭痛、嘔吐感、失眠等主觀上及心理上的症狀。

縮陽症案例二

TW先生是三十九歲的江蘇省人，已婚。1959年因為妄想症入院，其症狀包括關係妄想、被害妄想及慮病症狀，交織成為一套複雜的妄想系統。1958年夏天，患者開始自覺腰痛、下肢與顏面疼痛，接著感覺到鼻腔內有冰冷的感覺，牙齒也有搖晃的情形，但實際檢查之後卻沒有任何異常現象。此外，患者開始失眠，覺得有人會從煙囪潛入屋內，散布不明的毒物。之後，患者開始有陰莖縮入，陰囊鬆弛、睪丸也往下墜，左邊的睪丸疼痛等等無法言喻的感覺，並伴隨有強烈的焦慮。夜晚時，常感到腹部劇痛、陰莖膨脹，患者認為這種種都是因為「冷」而產生的。

61

TW先生排行老大，出生於長江下游小鎮的傳統大家庭，是家中的獨子。父親在外工作，在外面納有妾小。由於父親很少有機會可以看到患者，因此在父親的印象中患者是個非常討人喜歡的孩子，常常買土產回來給他，或是讓他騎在自己肩頭上等等。TW先生的祖母對患者母親非常嚴厲，常常責罵她，認為患者父親會在外面納妾都是患者母親的責任。患者在六歲以前都是由祖母帶大，而祖母非常嚴厲，母親對患者則相反地非常溺愛。雖然祖母有嚴重潔癖，患者仍喜歡和祖母一起睡，每天晚上必須花一個小時幫祖母洗腳。

TW先生十一歲時，父親猝死。事情發生在他騎在父親的身上上街時，父親突然開始劇烈冒汗而不支倒地，之後不幸死亡。父親死後，家裡經濟陷入危機，祖母和母親的關係更加惡劣，患者也被要求要幫忙家中事務，和親戚之間也時起齟齬。因此患者便在十六歲時離開這個不幸的家庭，到上海的書店工作。

62

在上海時，患者和許多年輕人同住在狹窄的宿舍之中。由於離鄉背景，常常覺得非常寂寞，因而從同住的人之處學會了自慰。每週自慰約二到三次，事後都感到相當後悔，這樣的習慣持續了兩年後，終於戒除。中日戰爭初期，患者和朋友到重慶，之後三年間學習會計。在這一段學習的過程中，患者非常努力向學，希望將來可以擔任公務員的良職。此外，患者有時也會和朋友交際應酬，在聚會中往往大量飲酒。這段期間，患者畢業大學並和年長他五歲的女性相遇相戀，由於深為這位女性之溫柔親切所動，在墜入愛河後決定要成就婚姻大事；然而家人卻全數反對這門親事，經過患者哭求家人同意後，才終於得以結婚。這時患者時年二十三。婚後，夫婦二人在長女出生後對性生活便興趣大減，最後等於處於分居狀態。在這一段時間，患者雖然一個月仍有一次性生活，但仍然感到非常孤獨，因此常大量飲酒。也大概在這個時候，患者的祖母過世。

戰後TW先生一家人移居南京，患者母親也搬來同住。因為患者妻子非常不喜歡和婆婆同住，一度帶著女兒前往上海。1949年一家人來台灣時，將母親一人留在大陸。來台後經過一年的辛勤工作，患者獲得了大學總務處主任之職，家庭經濟因此得以安定下來。1953年起，妻子也開始在外面工作，薪水甚至比患者還高，但由於適應不良，患者不得不每天晚上都幫忙妻子工作。

1958年七月，患者底下的一個職員因瀆職而遭到解雇，患者也被學長指摘為督導不周。這件事情讓患者感到非常羞愧，也開始擔心自身工作的未來，覺得工作愈來愈為沉重。九月時，因為女兒的成績太差，為了給女兒專心讀書用，在員工宿舍違章建造了一間書房。後來違建為警察得知，遭到強制拆除。從這時候開始患者的疑心病愈來愈重，心想一定是某個鄰居向警察通報此事。十一月時，患者家裡遭人闖空門，患者的薪水全數被盜。這時患者開始失眠，出現慮病症狀，被害妄想也變得明顯。有一天在辦公室給同事看朋友託患者賣的鑽石時，覺得同事的眼光相當怪異，似乎都在監視著他的一舉一動。在經過這些事情之後，患者開始不跟人說話，也不與人接觸，相信一定有人躲在天花板向室內對著他吹毒氣。

1959年五月，患者的症狀愈來愈惡化，已經到了不住院不行的程度。首先是聞到廁所有火藥的味道，使得患者感到非常不安，覺得自己扁桃腺和喉嚨發腫，鼓膜和肺部覺得很痛，心臟也鼓動得很厲害。不但如此，患者還覺得睪丸附近的皮膚變得鬆弛，精液洩出，生殖器周圍的皮膚都濕濕的；此外全身的皮膚也都變得鬆弛，覺得到處都生水泡出來，屁股也愈來愈下垂；其中最讓人感到不安的是陰莖慢慢地縮到肚子裡。患者因為上述的情形，才初次去看醫師，而後經醫師建議轉診至精神科。

入院後，患者接受胰島素休克療法（insulin shock）[4]。一開始時，患者對於他人的聲音及樣子都很敏感，總是處於憂鬱的狀態。而隨著諸多身體症狀漸漸消失，患者覺得自己的皮膚及睪丸都緊實了起來。雖然如此，患者仍然認為是自己以前過度的自慰行為，導致了神經的崩壞以及陰莖縮起，由於注射的胰島素驅散了身體的毒氣，才使症狀得以消失；同時，患者也相信自己的疾病是由於之前的「酒精中毒」所引起。之後，患者漸漸開始抒發這幾年來自己的壓力，以及他對妻子的不滿。據患者所言，妻子其實是個非常頑固的人，不但堅持己見，還不聽別人勸告，從不理會他人的評價。

患者消極、依賴心強，凡事都喜歡追根究底的性格，可能是由於幼兒期缺乏安全感而產生。比起母親及較少見面、只偶而才流露親情的父親，嚴格的祖母對患者的影響顯然要強了許多。以結婚為例，患者即明顯被動、依賴，在長期受挫的關係中沉溺於酒精。患者放棄之前在大陸努力耕耘的工作成果而移住台灣，之後不幸卻

4 譯者按：是一種注射胰島素造成低血糖性昏迷的治療方式。也稱作「胰島素昏迷療法」。用以治療精神分裂症、偏執性精神病和躁狂症。傳統的治療方式為：注射胰島素，使病人產生低血糖至狀態，由嗜睡、深睡、直至昏迷；然後，注射葡萄糖液讓病人復甦。治療自清晨起至中午前結束，需三～四小時。療程以昏迷次數計算，精神分裂症常需三十次左右的昏迷。由於並非每次治療均能達到昏迷，故全療程可長達50～60個治療日。胰島素休克的副作用有過敏反應、癲癇發作、心力衰竭、虛脫、吸入性肺炎。較常見的併發症為稽延性昏迷和續發性昏迷（病人意識復甦後相隔一段時間，再次陷入昏迷）。治療的死亡率為0.5～1.3%，多數死於併發症。胰島素休克在三〇年代中期至五〇年代初期，曾盛極一時，但它操作複雜，治療時間長、耗費人力、財力，且有可能引起嚴重的併發症，因此自出現各種抗精神病藥物以來，其臨床應用愈來愈少，現已遭到淘汰。

接踵而來，使得患者生活充滿著不安，進而在身體上因為縮陽而導致恐慌狀態——象徵著對於生命力喪失之不安的症狀於是一一浮現，妄想性的精神崩潰也由之而生。上述妄想雖然極為系統化，在入院後兩個月內即告消失。

65

就精神分析的觀點而言，縮陽症之恐慌狀態本質上是對於去勢之焦慮[5]。死亡隨著去勢而至；而且因為是喪失活力的病，因此可以是衰弱而死的象徵性表現。中國傳統醫學思想認為，身體植基於陰陽五行之運轉，若是體內的「氣」、「火」、「精」等生命力失去平衡狀態，則會使健康受損。縮陽症是陽的喪失，所以發生在男性身上，具體表現為精液過度流失，進而引起「喪陽」之焦慮，而引發恐慌狀態。除了陰莖萎縮外，有時也會有鼻子、耳朵等身體其他部位萎縮的現象為人所報告；在女性方面亦有報告，陰部或是乳房萎縮也會引發類似的恐慌產生。依據中國古書記載，縮陽的併發症包括腹痛、下痢、嘔吐、手腳冰冷、盜汗、精神恍惚等。雖然縮陽症的症狀極為複雜，但從以下的敘述我們將可發現，從異文化之觀點度看來，縮陽症實在是筆墨難以窮盡其妙的病。

縮陽症第一次令世人震驚，是1967年十月在新加坡所爆發的縮陽症大流行。當時有超過五百位男性罹患縮陽症，病患湧入使得各地的醫院都爆滿。大部分的患者是十五歲到四十歲的華人，表現出來的症狀相當富有戲劇性：通常是患者因為陰莖萎縮

66

5 譯者按：和伊底帕斯情結（Oedipus complex）有關。大約是三歲到六歲的幼童對異性的父母產生性愛，而對同性父母有競爭、嫉妒和憎恨的感覺，男孩有「去勢焦慮」（castration anxiety）女孩有「陽具羨慕」（penis envy）。而去勢焦慮則指男孩怕父親將以閹割或去勢來懲罰和報復自己亂倫的慾望。

而陷入急性之極度驚恐狀態。這時家人們會一同以手幫忙患者將陰莖拉出，然後則會去求神拜佛。患者在整個過程中多會持續呈現心悸及呼吸急促。雖然一般來說，症狀大多只是暫時性的，但有五分之一的患者有復發的可能。新加坡縮陽症之所以大流行，或許是因為1967年五月豬瘟流行時，市井間流傳著「吃了感染豬瘟或是打過預防針的豬肉的人就會縮陽」之說法，到了同年十月，在因緣湊巧的情況下，一舉造成了縮陽症的大流行。但根據統計顯示，罹患縮陽症的人不見得都有性方面的困擾，也看不出患病者與低教育水準間有顯著關聯。患者大多為華裔，普遍接受中國由來已久的陰陽二元論來解釋萬事萬物的道理，因而認為縮陽症是一種體內失去平衡所引起的疾病。此外，還受到源自老子的道教思想之影響。從筆者手中的案例來看，不意外的是患者的居住地大多位於長江以南，而未發現北方的案例。

接下來1976年泰國北部也有縮陽症的流行。根據研究顯示，當時由於越戰剛結束，處於一種隨時擔心Vietcong（南越解放民族戰線）會經由寮國入侵泰國北部的緊急狀態。從寮國所傳來的謠言即是縮陽症的元兇。當時流傳著在越戰時，有人在食物及香煙中加入了某種化學物質，而這種化學物質會讓寮國男性的性能力減弱，使得寮國女性的性慾不得不轉向南越解放民族戰線的士兵尋求發洩。這樣的恐懼或許和縮陽症的流行產生了關聯，也就是說與患者個人的性生活無關，反而是與政治情勢關係密切。患病的人數也高達數百人。

1982年印度東北部的阿薩姆省也有縮陽症的流行。從一開始的一個小村落產生零星的患者，接著似乎是以村為單位漸漸地擴展至較遠的村落，以數十人為單位而集體生病。整個病似乎在

67

村與村間傳播。阿薩姆省與鄰國的不丹及孟加拉關係相當複雜，由於移民眾多，所以在移民者的選舉權問題上面與原住民方面產生許多摩擦，造成社會情勢動盪不安，因此推測可能是因為這樣的社會動盪而造成縮陽症的流行。

約莫在此同時，對於縮陽症是否為中國人特有的疾病產生了疑問。某位美國學者即提出問題，為何共享同樣的東洋思想與宗教的日本和韓國沒有縮陽症的病例呢？因此只單用中國文化來解釋縮陽症是不是不當呢？雖然有種說法認為，跟佛教及儒教相比，道教的思想與陰陽說、腎虛說和縮陽症比較具有關聯性，因此縮陽症較容易在中國南方流行，但這種說法卻難以解釋為何縮陽症會在泰國及印度爆發與流行。

68

接著要談到的是在中國南部的海南島以及鄰近的雷州半島所發生的縮陽症大流行。由於是週期性地爆發，患者總數高達數千人；經由村與村的傳播，幾乎到可以繞海南島一圈的程度。較近期的是從1952年以後，迄今已經有過五次的大流行，間隔約在四年到十年不等。從1984年第五次大流行之後到1988年間，大大小小共有四次的連續的流行爆發。患者大多為教育水準較低、宗教信仰虔誠的單身青少年。根據研究顯示（26），當地縮陽症的流行和社會變動、疾病、占卜師的凶年預測等等有關。令人特別感到有趣的是，地方上「鬼想要男性的命根子」的傳說，或許也是縮陽症產生的原因之一。也就是說，當患者一聽到「失去陽氣的鬼魂為了返回人世必需吸收精液」、「鬼會幻化為狐仙來蒐集男人的命根子」等等話語，就會陷入害怕的情緒中。高度的被暗示性在整個過程中扮演重要的角色。

在DSM-III-R診斷手冊中，蒐集了世界各國文化結合案例。其中收錄進來的縮陽症案例，是一名二十八歲的湖南人(27)。而依據克萊曼(A. Kleinman)，其DSM診斷碼為300.70，無法分類的擬身體障礙症。筆者在本章所報告的兩個案例，則是精神病性的縮陽症。

II、畏寒症

在中國人之間，另一種文化結合症候群的精神疾病是畏寒症(Frigophobia)。和縮陽症相同，畏寒症在臨床上也表現出相當奇特的面貌。之前筆者等曾經發表五例畏寒症的個案報告(28)，其正式的臨床診斷包含了歇斯底里性格、憂鬱症、強迫症、慮病症、躁鬱症等多重表現。而在本章中，筆者將選取其中兩例，並附上照片加以說明。還記得第一例患者初來求診時，由於全身包裹著棉被及毛毯，使我們醫院的工作人員以為發生了什麼大事，急忙出來迎接。而第二例患者雖然經過長期入院治療觀察，但明顯地呈現退行作用(regression)[6]，癒後狀態不良。 69

畏寒症案例一

L先生是出身於四川省的五十五歲男性(照片2-a, 2-b)。在1952年十月，L先生三十五歲時畏寒症發作，經過了前後五次出入院後，長期住院治療。

L先生的父親是「秀才」。L先生是獨生子，有一個姊姊和兩個妹妹，從小就受到母親的過度保護。父親因 70

6 譯者按：退行作用是意識狀況會退行到過去某一個生活階段，回復到原先幼稚行為的一種心理防衛機轉。

為有肚子發冷及性功能障礙，因此跟從某個和尚接受「靜坐」治療。L先生從嬰兒時期起便身體虛弱，因此母親對其身心照顧不宜餘力。到十四歲之前都和母親睡同一張床。直到十五歲，他仍然不時會尿床。也差不多在十五歲時，學會了手淫。而父親一看到L先生手淫的行為，就會大聲地加以斥責。L先生的學業成績並不出色，進入大學後選讀政治學，大學畢業後，因為父親的關係得到了軍人的職位，且迅速地升為軍官。二十六歲時，L先生和長他兩歲的強悍女性結婚，育有三個子女。漸漸地他產生陽痿及早洩的困擾，同時身體也開始肥胖起來。中日戰爭時，L先生隸屬輜重隊，國共內戰國民黨敗戰後隨著國民政府遷台，於1950年時抵達台灣。當時，他的官階是少校，負責軍隊物資輸送的任務，常常經手大筆金錢。政府遷台時，他拋家棄子而帶著舞女來台同居。來台後，L先生退伍，大量投資朋友的事業，但不幸投資事業陸續破產，他的金錢也無法拿回。兩年後，三十五歲的L先生變得身無分文，而舞女也因為他喪失性能力而離開他。不久，又聽說父親在大陸遭人殺害，母親也身患重病的消息，使其愈來愈消沉、抑鬱。

某天，L先生在西門町鬧區吃了片西瓜後，產生急性腹瀉。回家後，下腹部被一種奇妙難耐的冰冷感覺所侵襲。即使穿上冬天的衣服，用棉被、毛毯裹住肚子以保溫也絲毫沒有用處，甚至連頭頂也開始發冷。之後，他便不敢吃水果或任何的「寒性食物」。不只不論白天

71

或夜晚都帶著毛帽，還嘗試各種補藥及祕方以治療寒冷的感覺。

隔年，L先生三十六歲的時候初次被帶到精神科求診。在人力三輪車上被棉被裹住身體的L先生不停地大聲哀嚎，一看到我們醫師從門診的大門出來，便馬上不停地跟我們說冷得要命，這樣誇張的情景很快就吸引了大家的目光。入院之後，醫師們嘗試了胰島素休克療法、持續睡眠法等各種方法，但效果都很短暫。從1953年到1965年，L先生的病況時好時壞，前後共入院了五次。一直到1965年七月，終於不得不長期住在醫院之中。他不但常常跟別人抱怨，也會在日記中記錄其心情，例如他認為自己曾經在戰爭時為國家服務，因此接受國立大學醫院之照顧是理所當然的事。前後入院多次，使他花費了不少金錢，受到多少的挫折，以及心情憂鬱等等。總而言之，L先生是個相當不成熟的人，依賴心強、頑固，其表現具有演戲般之特質。從少年時期即有性方面的障礙，相信自己遺傳了父親體質的缺陷，有「腎虛」、「性弱」等毛病。其畏寒狀態可以被視為是害怕自己生命力喪失所致。

72

患者的畏寒，是接續在渡台後，和家人分開、喪失金錢、退伍、被同居的女人拋棄、父親死亡，一件接著一件的不幸所促發的。可以依賴的人一個接著一個地失去，使得患者喪失生活上之安全感，在陷入絕望、憂鬱之後，最後所產生的退行性疾病。

患者住院期間，正巧有許多外國精神科醫師來台訪問，並對

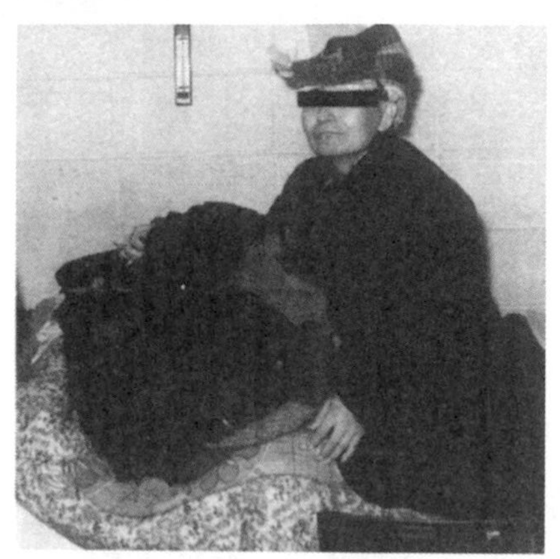

照片2-a 55歲的男性畏寒症患者。即使是在炎熱的夏天，仍然穿著棉襖，包裹著棉被及毛毯，無法離開床上。1972年攝。

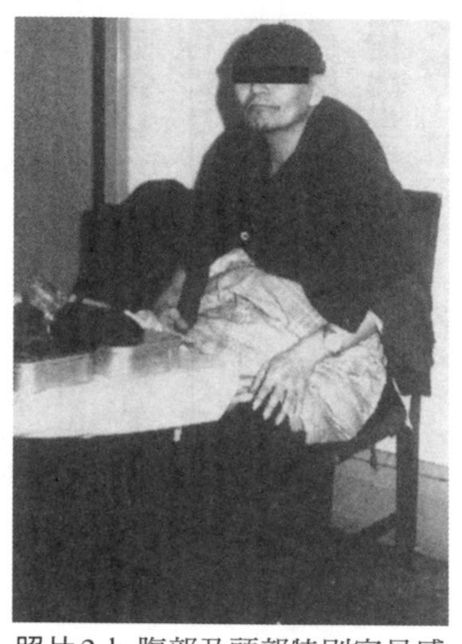

照片2-b 腹部及頭部特別容易感到寒冷。從吃西瓜導致腹瀉之時開始，感到全身發冷。

此個案進行診斷。毫無例外地，各國精神科醫師全都認為患者所表現的特殊疾病是一種文化結合症候群。半數以上的美國精神科醫師認為，患者持續多年的畏寒症狀已經可說是精神病性之妄想，因此應該診斷為以單一妄想為表現之妄想性精神病較為適當。由於有著這樣一位個案，使得加藤正明先生還開玩笑地說台大精神科彷彿已成為觀光醫院。

73

L先生到1980年為止，共在台大精神科病房待了二十二年。在六十三歲時，以新建的榮民總醫院設備較新且美觀為理由，重新申請取得退伍軍人身分而從台大醫院出院，轉往榮民總醫院。數年後，聽說了L先生的死訊，當時據說是正在準備出院之際過世。荻野恆一先生對於L先生非常有興趣，認為L先生的病況驗證了「原鄉喪失」之理論。他認為是喪失故鄉的失落感以畏寒症狀做為其象徵性之呈現。

本例被DSM-III-R與DSM-IV個案選集收錄在Frigophobia的分類之下，診斷在DSM-IV為300.81，未分類之擬身體障礙症。

畏寒症案例二

H女士是年四十七歲已婚的廣東省客家人，三十五歲時開始出現畏寒發作，前後入院兩回（照片3-a, 3-b, 3-c）。H女士出生於農村大家庭，家裡經濟狀況富裕，共有六個小孩，而H女士為第五個小孩，也是最小的女兒。雖然H女士是養女，但仍然受到家人的寵愛。幼兒時期因為患有氣喘，每天晚上都受到養母整夜照料。師範學校畢業後，開始從事教職。十八歲時和某男性商人結婚，婚後育有一男一女，二十一歲時隨夫來台看看情勢，沒想到卻再也無法回去，只好將子女託付給在大陸的親戚照顧。來台後，夫婦兩人經過了幾次流產、死產，終於又生了一個女兒。然而H女士三十四歲時，時年四歲的女兒病死，女兒死去這件事讓H女士非常自責，在精神上受到強烈的打擊。隔年三十五歲時又有一次死產。從此以後H女士便常感冒，並且對寒冷及「風」感到害怕，也因此漸漸地衣服愈穿愈多。之後十年間，病況呈現時好時壞的情形。最近三年病情愈趨嚴重，H女士常常一整天都用毛巾把頭包起來，脖子圍著毛巾或是圍巾，胸口則緊抱著好幾件衣服。說話的時候，則會用手或是毛巾遮住嘴巴以防風從口進入。有時候即使是

74

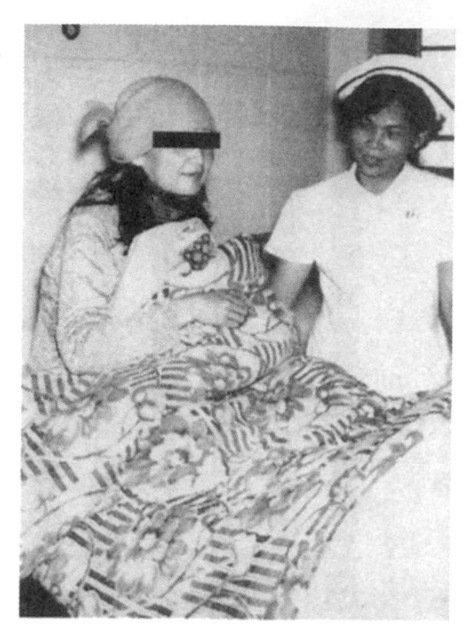

照片3-a 已婚女性，當年45歲。1972年攝。畏寒症，即怕冷症。

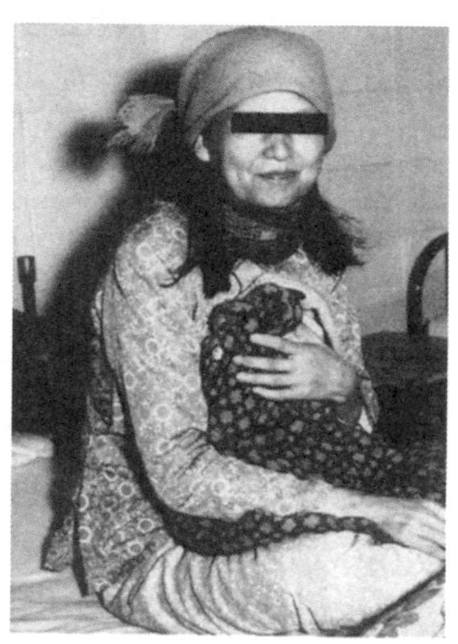

照片3-b 最怕冷的地方是頭部、脖子、胸部及腹部。

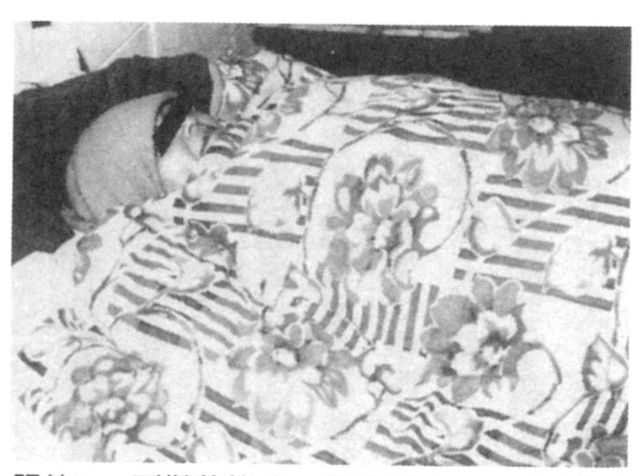

照片3-c 憂鬱狀態時，患者所呈現出的退縮模樣。

中午，也會用棉被把自己包住，門窗緊閉，大門不出。這樣的情況持續到最後，H女士的丈夫終於帶她就醫，接受「補藥」與「補針」之治療。

入院後，針對H女士的憂鬱症狀使用抗憂鬱劑治療。雖然一時間症狀有所減輕，但不久畏寒症又發作，且伴隨著焦慮狀態及退行現象（regression）。可能是因為她經過了多次的流產與死產，而對於自己的健康狀態缺乏自信。同時再加上不成熟、頑固、依賴心強、不信任人、幼稚等人格傾向，而成為發病的肇因。H女士從丈夫開始，漸漸地不與周圍的人交往，產生環境適應不良的現象。由於H女士不斷悲歎自己身體虛弱，對自己的畏寒甚為憂心，又因其相信「元素」將會和汗一起從身體內流出，因此對「虛汗」之現象極為害怕。

76

本案例除畏寒症之外，還存在有復發性憂鬱症（ICD-10, F33）。其預後狀況不良，因此在病情程度較輕微時出院。

中國人相信「陰陽寒熱」的理論。疾病之根源在於腎虛及「氣血不足」。所謂的「虛」和「涼」、「寒」及「風」等元素關係密切。虛到了最後，將會導致死亡。因此可以發現，畏寒症的怕冷症狀，根源自中國人的傳統疾病觀。為了對抗畏寒之恐懼，因此必須設法保持身體的溫暖；過度反應時，甚至會誇張地在夏天穿著厚衣，同時也會以各式各樣的草藥「進補」。用人參及營養劑等來增加「元氣」，努力地防止身體虛弱。雖然印象中畏寒症的案例數量比縮陽症多，但這兩者仍然存在著以下的共通點：

77

一、縮陽症和畏寒症患者都害怕身體「體力」的喪失。這方面的害怕象徵性地表現出身體某部分的缺陷。

二、患者都以體力、精力不足、虛弱，也就是陰陽不調和來解釋自己的症狀。

三、不論畏寒症或是縮陽症患者，都可以同時出現精神病、精神官能症、人格障礙等精神症狀。根據疾病分類判準，這時這兩者都可以視為是共存性疾病（comorbidity）。

四、症狀出現前都經歷感情及經濟上的問題。

五、患者都曾經服用過多的「補藥」並尋求祕方。

六、患者兒時都受到父母的過度保護，且缺乏良好的父親模範。

兩者的相異處則有以下幾點：

一、害怕的對象不同。縮陽症患者害怕的是陰莖、精液、血液等陽性物質的喪失；畏寒症患者則是擔心受到「冷」、「風」等陰性元素所侵襲而造成不良後果，以至於產生怕冷之結果。

二、縮陽症的症狀主要是性器官；而畏寒症的症狀則擴及全身，尤其是對寒熱敏感的身體部位。

78

三、縮陽症和妄想關係密切；而畏寒症較多與憂鬱症、強迫症，以及歇斯底里性格關係較深。

四、縮陽症患者富含攻擊性；而畏寒症患者一般而言，具有強迫性格、完美主義、神經質、被動攻擊性之傾向。

五、縮陽症患者傾向有酗酒、賭博等不良行為；畏寒症患者則多屬社會適應不良的類型。

六、縮陽症患者在童年時並沒有受到母親足夠的關愛；相反地畏寒症患者則是受到母親過度的保護。

「元氣」虛弱的觀念並不只存在於中國文化，古希臘也有以血液、黃膽汁、黑膽汁、黏液等為病因的四體液說。印度的阿育吠陀醫學（Ayur Veda），也是基於風（vāta）、膽汁（pitta）、黏液（kapha）的理論，強調身心調和對於身體健康之重要性。雖然四體液說和阿育吠陀醫學都和中國人的陰陽五行理論相似，但典型的縮陽症及畏寒症卻主要發生在中國人身上，可說是特中國人特有之疾病。

79

近二十年來，縮陽症及畏寒症在臨床上已完全消失。也就是隨著這些特殊疾病患者漸漸年老，而中年以下的台灣民眾，又較沒有受到陰陽五行的疾病觀影響，民間的中醫疾病思想也愈來愈薄弱所產生的結果。原本文化結合症候群就是一種結合當地原始、傳統文化的特殊疾病，而所謂的文化結合症候群，也特別是與當地古老、將隨著時代消逝的文化產生相關聯的疾病。然而隨著現代社會產生的新文化樣態，例如厭食症，也同樣被認為是文化結合症候群。厭食症此一新樣態的文化結合症候群，從先進國家開始流行，和暴食症、肥胖、藥物濫用等合流，共同形成影響重大之問題。

III、附身現象

即使在我們現今的社會，通靈（shamanism）的概念還是根深蒂固普遍存在著，通靈者也依舊活躍於社會之中。通靈者可刻意讓自己的意識產生變化，進入迷矇狀態（trance）而與超自然界交流，進而發生附身現象（spirit possession phenomenon），產生神明附身的體驗。而像這樣以通靈為業，將神意一一告訴人們的工作，在日本青森縣南部的Itako（譯者按：巫女的口語稱呼）(29)，沖繩的Yuta（譯者按：「巫」的口語稱呼，包括男巫女巫）等都相當有名(30)。

80

台灣、馬來西亞、新加坡的通靈者皆叫做靈媒。台灣的乩童也是藉由附身而與靈界接觸，並以此為業，廣義上也可歸類為通靈者。乩童全為男性，隸屬於各地的寺廟，人數則至少有萬人以上。另外，除了各式各樣的神明之外，英雄、先賢者、祖先靈魂也常是乩童通靈的對象。乩童進入恍惚狀態後，透過儀式的進行將死去人的靈魂之意志傳達出來，並透過預言、占卜、治療等等方式來進行指示。另外，當乩童進入恍惚狀態之後，特徵是激烈發顫、不停動作，彷彿毫無痛覺般地傷害自己的身體，事後則會忘記相關的事情。

通靈文化可說是相當豐富而多元，其核心的附身現象在一定的範圍內，在世界各地並不被認為是一種疾病。但也有例外的情形，像是在沖繩的Yuta修行進入迷矇狀態而產生通靈的情形時，可能會被認為得了一種叫做Kamidaarii的巫病；而韓國的Mudang等也曾被報告形容為一種修煉病（initiation sickness）(31)。

一般被報告為文化結合症候群的個案，多是經過通靈方式引致被神明附身現象後就開始生病。ICD-10及DSM-IV兩方面，都將「迷矇」或「附身症」狀態視為一個新的疾病分類，而賦予其疾病之地位[7]。

81

臨床上接觸到附身的病患，大多有著熱切的宗教信仰且來自南台灣（32）。由於南台灣的乩童較為活躍，將不幸、生病都當作是附身的原因或結果，所以可以說南台灣特別具有附身的文化。以世界的三大貨櫃港口之一自豪的高雄港，雖掌控巨大的加工業區，然而如此繁榮的背後，大小廟宇林立，有著為數不少的乩童活躍其中。此外，附身現象在台南、高雄、屏東一帶也有許多案例。其妄想的內容極為異想天開，有關神明的妄想內容也特別複雜而奇特。而高雄的南方，離開屏東縣沖合十五海浬位置的小琉球，面積六・八平方公里，人口約一萬四千人，島民全為漁業的小琉球民。其中居民主要信仰道教主神之一的王爺，其廟宇為最重要的民俗信仰活動中心。以下就來介紹兩名表現為妄想型的患者。

附身現象案例一

A先生三十二歲，育有三位兒子，為大家庭之次男，從國中以來就擔任渡船員。A先生之父則是漁船船長，並擔任島上大寺廟的組織會會長，但在騎摩托車時與卡車相撞死亡。在A父意外身亡之前，因為寺廟的修繕費用，A父與其他相關工作人員曾有意見不合的情形；且在A父退任會長時，亦未將建築基金轉交至新任會長手中。

82

家人認為父親的死必定是因為他人的計謀所導致，

7　譯者按：迷矇或附身狀態（Trance or Possession state）是以暫時喪失個人人格，且對外界之認知或感覺縮小（如乩童起乩，不怕刀劍割傷），不易對外界溝通，並伴隨有反覆性動作的特點。

因此求助於警察，但警察認為這樣的說法缺乏證據而並未受理。A先生由於對於父親的死反應出奇強烈，有一段時間都陷入憂鬱狀態。在於父親出殯之日（死後兩個月），A先生先是突然嚎啕大哭又轉聲大笑，說死去的人非其父親。此外，且宣稱自己被某種什麼不知名的精靈神明附身，並用爆烈的方式傷害自己身體，後來心情也一直無法平靜下來而夜夜失眠。

因為這樣的情形，於是母親請來乩童來看，而這個乩童說A先生是因為冒犯了惡靈（犯沖）所以才會被附身。而想要驅除惡靈的話家人就要遵從以下指示：一、不要讓任何人有機會對A君發怒，甚至對他暴力相向；二、父親的殯埋葬完全結束前(從出殯到撿骨的數年間)不要讓A先生待在家裡。因為若是讓他待在家裡，又會招致其他的惡靈。

所以A先生因此暫時寄住到高雄的親戚家。之後雖持續地接受乩童治療，還是有情緒不穩定、興奮及暴力行為出現。他的哥哥於是在半年後帶他到高雄當地醫院的精神科就診，結果診斷為迷矇與附身症（ICD-10, F44.3）。

在治療過程中，A先生表示自己並不知道是被哪一種惡靈還是惡鬼給附身了。而在被附身的時候，會感覺到自制力為惡靈剝奪。事後無論如何都想不起來，所以都記不得到底發生了什麼事。

83

在小琉球的情況，附身現象不僅見於乩童，就連一般人陷入這種無意識的迷矇狀態中也絲毫不足為奇。A

先生孩童時期向王爺拜拜的時候，就有這種進入迷矇狀態和超自然力量接觸的經驗。A先生也曾詢問父親自己是不是也可以做乩童，但其父回答說，必須是具有特殊素質的人才會被選上當乩童，不是隨便普通人可以勝任的。

A先生的太太認為A先生就是因為心地太善良了所以才會被惡靈附身；由於其心地柔軟又謙虛，所以才會讓惡靈有機可趁。但A先生和他的母親則認為A父之前就被廟裡的亡靈附身，而A父死後，亡靈流落在外，最後又附身到A先生身上。另一方面，A母則認為因為A父寺廟的相關問題，常常都要和警察周旋，因此感到壓力很大。但總體而言，對A先生及其母親來說，找不到殺死A父的兇手才是最大的壓力。值得一提的是，在半年之後，即使當A先生之附身現象已然消失，但是A先生及他的母親都還是深信在他們身上發生的事，都是因為超自然的力量所導致。

三年後，在一次去拜王爺時，有一個宣稱是死去的A父附身於上身的乩童出現，說A父沒有解決的事向王爺稟報後，神明特此下凡，並指示：「汝等欲藉由超自然力量行復仇行為？」亦或「就讓事情到此為止？」請A先生及其母做選擇。若選擇後者，則A父將會在天國被冊封為護戍將軍，子孫將能世代享福。而A先生及其母親最後也的確選擇了後者，並打算在下次拜拜的日子前，將A父的神像供奉在廟裡。寺廟的建設基金，由於是拿來做公共用途，所以也沒有返還給村民，但村民也

84

都沒有抱怨。A先生在此之後，立志成為民間治療師。

附身現象案例二

今年六十歲的G女士，從小生長在窮苦的家庭。小學畢業後，在二十三歲時和同年紀的丈夫結婚，自此以賣菜和賣肥皂維生。G女士從小個性就相當剛強認真，做事情小心謹慎，說話也條理分明，很具有說服力。丈夫則是高中畢業後，在製糖公司上班。夫婦兩人都很勤勉工作，是重視門面的人家。

夫婦兩人在三十四歲的時候，看中了高雄市郊的一塊土地。這塊地據風水師說因為以前是古墓，買下來會帶給他們好運。買下這塊土地後，一開始種橘子和葡萄都沒有什麼收成；不過改成多角化經營而從事家畜業之後，由於G女具有優秀的經營財會能力，所以家畜事業因此蒸蒸日上。夫婦兩人信仰虔誠，相信事業的成功都是因為老天爺的旨意，之後事業也隨著愈做愈大。因此，夫婦倆在家裡擺設了佛教與道教之神像，並規定五個小孩一定要祭拜這些神像，同時也時時不忘要到廟裡「拜拜」。

但是在夫婦兩人五十歲的時候，因為事業過度擴張、經營不善而導致破產。乩童說是因為有惡鬼在他們的土地上搗亂，才會使他們破產，而G女士對此說法深信不疑。不久後，G女士就宣稱因為有百鬼在迫害她，所以身為神佛的青龍公子（某種邪神）就下凡來保護她，因此她自己現在變成了通天大法師。另一方面，不但欠債愈積愈多，丈夫也以背信罪的罪名被起訴，進監獄關了數個星期。

G女士深信青龍公子不只在守護著土地與古墓，更是會保佑全家人的神明。因此從此持齋打坐，更以打坐的姿勢睡覺，相信藉由打坐可以取得超自然的力量。在五十四歲的時候，G女士就宣稱自己已經具備了超自然的力量。而且還說，因為青龍公子的指示，要凝結空氣中的金子並且蒐集之，以建造一個名為「天寶地庫」的機器。另外為了救治世人，也建立了一個製藥廠，裡面有「金火爐」、「金鐘臼」、「八將何」等的製藥器具。丈夫則是建立了一個叫做「天保道光寺」的寺廟，宣稱周圍布滿了肉眼看不到的天羅地網。

之後的五年，為了對抗百鬼，G女士與其夫製造了四十多種的武器。例如用來嚇唬妖怪的「克靈鈴」、「太陰寶劍」、「太陽寶劍」；還有G女士所持專用的「金光棒」等等。而G女士的丈夫不只共同參與了種種行動，在這時候也說他自己體驗到了不可思議的現象，親眼看到了青龍公子。夫婦兩人在這座自己建造的寺廟上，花費了大量的金錢。

86

夫妻倆五十八歲的時候，有一天家裡起了場小火。G女士解釋這是因為「金馬佛陀」為了殺他們而起的火，所以夫婦兩人下定決心與邪鬼對抗到底。之後的十一天，G女士什麼東西都不吃，身披法衣、手拿武器守在寺廟和古墓的周圍。五十九歲的春天，G女士還宣稱神佛祖已任命她為「通天大法師」，並因此打扮得金光閃閃，慎重地舉行了一場就任典禮。從此家人也就相信G女士已成為可以治療百病的乩童了。

後來G女士愈來愈神經質，疑心愈來愈重不相信人，常常害怕地躲到桌子底下或是廁所裡面不停發抖。有時候連著好幾天都躲在家裡不出門，還一邊自言自語，什麼東西都不吃。這時候家人終於覺得G女士已經有點走火入魔，於是帶她來精神科求診。G女士當天住院後，在病房裡頭灑水冥想，還要求護士跟她一起躲在廁所裡面。住院的六個月內，有四次為了找乩童而外出。最終，G女士被診斷為乃是以宗教妄想及被害妄想為主要表現的妄想症[8]（ICD-10, F22.0）。

87 G姓夫婦無疑地是罹患了雙人妄想症（folie à deux）。在妄想狀況減緩時的G女士，伴隨顯現退化的情形。雖然一方面接受精神科醫師的治療，但是另一方面又認為自己其實受惠於廟裡的神明對她的加持與照顧。附身於G女士身上的青龍公子其實並非守護神，而是惡鬼。此外，另外，G女家的鄰居一開始雖然也都相信G女士是被「青龍公子」附身，但一方面又懷疑是受到惡鬼的侵襲，才會使得G女士的行為愈來愈加怪異。不過隨著時間過去，這些鄰人也都開始排斥不相信G女士的話了。

台灣所特有的附身現象，可以出現在學習乩童儀式的信徒，以及臨床上表現出附身妄想的患者們身上。其表現極為戲劇化，就像是電視劇一樣。如果對其中各式各樣合理化這些附身行為的

8 譯者按：一種相信自己或他人具有神力，認為身體被神靈附身或自認是神明的妄想類別。

理由深入考量，將會發現這些理由的內容深富台灣特有的文化風俗民情。

附身者的對象，有時候是守護神，有時候則是惡鬼。如果是被邪靈附身的話，通常會說是「附身」、「犯沖」、「纏」、「控心」。而附身的惡靈多半也都是人死後的靈魂。然而，除「天狗星」、「白虎星」、孫悟空等等具像化的動物以外，一般的動物是不會附身的。除沖繩外（33），日本各地都普遍流傳著被狐狸或狗附身的情形，但在台灣卻沒有聽聞這種被動物附身的現象。筆者猜測，這應該是因為人死了以後若落入了畜生道，而轉世再成為被人類所食用的動物，所以這樣的動物是沒有辦法成為靈界的使者的。

Ⅳ、文化結合症候群後記

88

1940年代學者等進行了許多比較精神醫學的實地調查，以及各地的文化觀察，於是發現了許多文化結合症候群，大大豐富了社會、文化精神醫學此一領域。在台灣也是如此。例如在台南安平進行的地區訪查中，發現罹患誘發型歇斯底里的女性，都宣稱自己是受到祖先靈魂的附身才得了這種「邪病」（34）。此外台灣北部泰雅族的調查中，也觀察到幾例屬於急性驚愕反應的極端畏懼靈魂症（Utox）[9]（35）。也就是說，現在世界各地都觀察到各式各樣以現代精神醫學（西歐精神醫學）之診斷系統基準中無法將之分類的症候群。然而其中如我們診斷到的縮陽症或是畏寒症等，多是從二十多年前開始便已從臨床上消失的症狀。然而，

9 譯者按：一種病人在誤以為見到靈魂之後，發生急性的失神狀態，達數小時甚至數日之久。

即使是一些不被認為是文化結合症候群的精神疾病，像是緊張型精神分裂症或是歇斯底里發作，也同樣地在臨床上已消失很久。換句話說，我們所處的現代社會，不再呈現有如文化結合症候群那般產生了許多變化多端，超越以往診斷分類中的症狀。而這種變化的本質應該是由於現代社會中，人們的思考或是行動都歐美化、單一化的結果。

89

有一部分的學者則批判道，認為被報告新發現的文化結合症候群，就像是博物館的收藏一樣，將不會有停止的一天。因此用西歐精神醫學的診斷基礎，來診斷其他文化的精神症狀或是徵候是很不恰當的方式（36）。而筆者與上述之看法有別，認為沒有必要去強調分類錯誤的觀點，而傾向採用西歐醫學觀點之診斷標準的角度，同時並列出各地域文化所產生之各式各樣特殊的文化結合症候群之名，即是以兩者同時並列之雙重診斷（dual diagnosis）作為診斷的方針。而對個案而言，這雙重診斷就是並存於其身上之共存性疾患。像是強迫症與及畏寒症之共存就是一個例子。而像是厭食症[10]（ICD-10, F50.0）、創傷後壓力症候群[11]（註：PTSD，又稱創傷後障礙症〔ICD-10, F43.1〕）等等，則當然是屬於現代文化結合症候群的之範疇。另外值得注意的是，文化結合症候群的發現以及報告，要避免像是記述旅行見聞般的旅遊雜記式書寫方式，而應以相當謹慎的態度，仔細記錄臨床觀察以及治療的過程，並以此作成嚴密的報告，如此才是妥當的書寫方式。

10　譯者按：厭食症（Anorexia Nervosa, AN）是一種進食障礙的精神疾病。患者對自己的身體形象產生不正常認識，擔心發胖；臨床表現為自願禁食、催吐、服用瀉藥等藥物、運動等方法過度追求減輕體重，甚至在明顯消瘦的情況下還認為自己太胖。

11　譯者按：創傷後壓力症候群（post-traumatic stress disorder）：指患者在經歷創傷性事件後，會反覆回想、屢次因噩夢而驚醒，感覺變得遲鈍麻木、心情總是快樂不起來，無法和人親近，且有失眠、注意力不集中、記憶力減退等情緒、認知及行為。

【第四章】社會、文化精神醫學的系譜

I、社會、文化精神醫學的三大主流

作為精神醫學樞紐的臨床精神醫學之思想主流，過去百年間 92
在描述性精神醫學（descriptive psychiatry）[1]，動力精神醫學（dynamic psychiatry）[2]，與生物精神醫學（biological psychiatry）間順次轉換。如果從臨床精神醫學出發，擴大視野，將關切的範圍拓及環境、社會等，便是社會精神醫學[3]，而文化精神醫學可視為是社會精神醫學的分支之一。在冠上了社會精神醫學之名後，精神醫學進一步衍生出許多次領域，例如和醫院、綜合醫院、家庭、地區、產業、司法等特殊領域相關的精神醫學分科。而這些次領域雖然都各自卓然成形為獨立學會，但彼此間並非毫無關聯，而是互相交錯地持續發展。從混沌不明的狀態出發，而

1　譯者按：十九世紀末期時，精神醫學理論基礎達到確立。經過許多學者在醫院內反覆地觀察後，以德國學者克雷普林（E. Kraepelin, 1856-1928）為代表人物的現代精神醫學逐漸醞釀而生。在1896年首度明確地界定了早發性痴呆（dementia praecox）的診斷標準，並在1899年又界定出躁鬱病，經他分類整理出來的精神症候群與診斷名稱總共達十三種，至此精神醫學才算的上是具有科學性的體系，而此一派別被命名為描述性精神醫學（descriptive psychiatry）；克雷普林也因此被稱為「現代精神醫學之父」。

2　譯者按：動力精神醫學（dynamic psychiatry）由佛洛伊德（Freud, 1856-1939）提出了精神分析一詞之後所奠定。主要是應用自由聯想的方法來解釋夢的片斷，並藉著將被壓抑在無意識中的問題浮現到意識思考層次中的方法來消除精神官能症（neurosis），並進一步提倡對病患進行心理治療。此舉也被稱為「精神醫學的第二次革命」。

3　譯者按：社會精神醫學（social psychiatry）是Sullivan在1927年向美國社會學會申請協同研究所創用的一個名詞，而此詞在1932年時為該學會所正式採用，至此精神醫學開始邁入社會因子變項的著重探討。

有如許之宏大發展，社會、文化精神醫學到底是依循著怎樣的軌跡在發展呢？以下將以其系譜的三大主流為中心加以敘述。

〔A〕從比較精神醫學到計量精神醫學

93

二十世紀初期，克雷普林開啟了比較精神醫學的大門。克雷普林從1903年十二月到目前位於爪哇的伯哥（bogor）精神病院，做為期四個月的觀察研究，隔年發表其研究成果。在其研究報告中，克雷普林羅列出爪哇患者與歐洲患者在精神症狀表現上的相似與相異處，以提倡比較精神醫學之概念。克雷普林的主要觀察內容是，早發性癡呆（精神分裂症）在爪哇人與歐洲人間都可以發現，但爪哇人可說幾乎沒有典型的憂鬱狀態。即使有，症狀也相對較為輕微，而且幾乎都是暫時性的，不會持續太久，且其症狀中極少有憂鬱症患者典型的自責念頭。然而，卻會出現一些與文化相關的文化特有精神疾病，如Amok、Latah等的特徵。

比較精神醫學（comparative psychiatry），或更廣義地說民族精神醫學（ethnopsychiatry）的基本概念，至1930年前後，在歐洲各國所進行的精神疾病盛行率研究之後，更加速發展。上述研究於各國境內選定之特定地區之住民進行普查，以確定各種精神疾病之發生狀況。藉由比較各國疾病發生率，探討精神疾病與社會、文化等因素的關係。類似的研究隨後也於美國進行；日本則是於1940年後，由內村、秋元等先生進行調查；台灣亦於1946年開始進行一系列的持續性追蹤調查（對此研究，本書最後的補充部分有進一步的說明），日後此系列的研究，以「福爾摩沙研究」（Formosan study）之名，聞名學界。

開始進行各地精神疾病盛行率的研究，影響到1950年代所興起的精神疾病流行病學（psychiatric epidemiology）。WHO把將相關研究視為重要的的任務，並於1960年之後，將之正式定名為精神疾病流行病學。從此時開始，各國開始察覺到，由於各 94 國所使用的疾病分類基準、研究方法都各不相同，很難就過去各國間的研究成果進行比較。因此，WHO的精神衛生部門邀集了各國的學者，為求建立國際統一的診斷基準及統計方法而舉辦一系列的專家會議及研討會，之後制定了ICD國際疾病分類基準（37）。1966年開始，WHO選定世界九個國家之研究中心，進行「國際精神分裂症先導性研究」（International pilot study of schizophrenia，IPSS）以及數年後舉行的憂鬱症跨國性研究，隨後成為以WHO為中心的國際共同研究的起點。而美國精神醫學會則是獨立發展出DSM疾病分類手冊。現在，ICD及DSM皆不斷進行修訂，陸續推出新的修訂版。

以先要有能為世界共通的疾病分類標準，世界各地的精神疾病流行病學研究資料才能相互參照的概念出發，1980年代時，世界各國遂能以DSM-III為基準，進行跨國性的比較研究。現在的比較文化研究之資料，就是奠基於當時的研究。如今，精神疾病流行病學已成獨立的學門，也有自己的國際性學會組織。其後隨著電腦之使用，更能以複雜高深的統計理論進行資料的處理。因此也蘊生了計量精神醫學此一新興領域。以上的發展即為社會、文化精神醫學在學術研究上思想主流的發展徑路。

〔B〕從心理衛生到社區精神醫療

從心理衛生到社區精神醫療的之發展，主要是受到1920年 95

代美國新佛洛伊德學派之影響。兒童精神發展理論促進了兒童照護中心之設立並成為兒童精神醫學發展之基礎。其相關組織也於1928年和其他公共衛生機構共同計畫性地參與以精神疾病預防理論為基礎的社區精神保健計畫。這就是社區精神保健（community mental health）的開端。1940年代的美國臨床精神醫學，乃是以精神分析理論取向的動力精神醫學為主流。而且從1950年代之後，對全世界精神醫學界造成強烈的影響。人類行為的原則、面談法、防衛機轉、精神分析療法等等，成為當時精神醫學教育的主要內容。當時哈佛大學教授林德曼（E. Lindeman），針對波士頓Coconuts Glover夜總會火災罹難者家屬的哀慟反應（grief reaction）做觀察（38），建立了危機介入（crisis intervention）之理論[4]。而卡布朗（G. Caplan）則提出三階段的精神疾病預防理論，以提升精神健康為目的，發展出相關的諮商理論（39）。林德曼與卡布朗的理論及臨床實踐之原則，成為日後當地社區心理衛生政策之根據。以跨領域醫療團隊（interdisciplinary team-work）協同推動精神醫療與精神健康也從此成為傳統。

1950年代的美國，社會學者在精神醫學者的助力之下，開創出社會精神醫學之領域，致力於研究精神疾病的社會環境因素。其中也有名為醫院精神醫學的次領域，是社會科學者及精神醫學者，針對精神病院內的小社會加以分析研究。由於在精神病

4 譯者按：危機介入是助人過程的基礎理論。這個理論基本上認為，大部分人能夠處理生活中的許多問題。但是平衡被某些壓力打亂後，任何人都可能暫時在情感上變得不平衡，而出現困擾的徵兆。他會應用他平常的因應機轉，直到成功地讓壓力減輕。主要步驟據行政院衛生署的編排如下：1）透過聆聽的技巧而建立與發生困擾者之關係；2）找出、認清、並專注於問題上；3）評估當事人及其問題；4）評估可用資源；5）制定並運用計畫以解決問題。

院中，雖然大多數病患是以接受醫療工作人員的權威式對待方式為主，不過仍有醫療工作人員扮演居中協調之角色。而醫院精神醫學，則是著眼於這些醫療工作人員與病患之間的關係，觀察其與治療成效之間的關聯。其中最有名的便是瓊斯（M. Jones）在英國所提倡之「治療共同體」（therapeutic community）[5]概念。這些從精神病院所得的研究成果，扭轉了以往對於精神病院即是監禁病患之所的根本觀念，而使治療的方針轉向讓患者得以復歸社會。從1950年代採行的開放性精神醫療（open system）[6]之概念，逐漸地廣為精神醫學界採納。因此如日間病房（日間照護）等等這類以協助患者回歸社會為目標的制度與機構順次成立。職能治療及團體心理治療也主要被應用於在協助慢性病患復歸社會。

最重要的大事應該是1963年J‧F‧甘迺迪總統所頒布的社區心理衛生法。當時的美國精神病院，由於精神病患集中入住於大型州立精神病院，結果產生超過六十萬以上的精神科住院病床。心理衛生法的精神，即是將這些無須長期住院的病患帶回社區之中，也就是進行所謂的「去機構化」（deinstitutionalization）[7]。為此，在全國各地設置五百個以上的照護中心，讓出院患者也能在社區中獲得需要的照料，以協助患者回歸社會。目前歐美等地

97

5 譯者按：所謂的治療同體是在第二次世界大戰時，由英國的陸軍醫院所開始採行的方式。其特徵在於患者與醫護人員共同協力治療以及經營醫院的組織運作。

6 譯者按：病患不再受到隔離或是強制禁止出入，使一向是關閉的精神科病房變成開放式的（Open System Ward），由監牢式的環境變成了家庭式的環境，使病患的生活方式與活動的範圍擴大了。

7 譯者按：由於在大型住宿機構裡生活發展遲緩；且機構化剝奪了精神障礙者之社會性增強。「去機構化」認為在機構中，若能提供非機構化的學習與生活氣氛，精神障礙者仍然能有積極的改變。易言之，限制的生活不利於殘障者，如提供常態化的生活，則能有利於精神障礙者之行為改變。

精神病院的入院患者數在持續減少中，世界各國的精神病院病床數比率，大多是一萬人比上五到十五張病床。但日本可說是例外，仍是大約一萬人比三十張病床。在1960年代，由於慢性患者的社會復歸運動成為主要致力方向，因此社區精神醫學（community psychiatry）也確立為一門新興學門。

向來獨立發展的司法精神醫學，主要關心的範圍是精神鑑定及犯罪者的處遇。1980年代以來，美國的法律與精神醫學界，將告知後同意（informed consent，善盡告知義務）、尊嚴死等新議題也都納入為其關心範圍。法律與精神醫學（law and psychiatry）及醫學倫理等課程，也成為醫學教育及醫師執業的重要課題。

二次大戰後，世界各國紛紛制定心理衛生相關法律。日本於1952年制定精神保健法。台灣、韓國等地，則是由於遭遇到精神病院設施之整頓不易，且相關的人才外流等困難，遲至於1990年前後相關法令始制訂完成。以上所述，即是社會精神醫學落實之實際運作。

〔C〕從文化、人格研究到醫療人類學

文化、人格研究（C-P研究），是由1920年代後半，文化人類學者對於美國原住民的研究所開端。1930年代，文化人類學導入心理學及精神分析的研究方法，分析研究文化對於單一人格與集體心理形成所造成的影響。1940年代前半段二次大戰中，許多社會科學者從事關於世界各國之民族性格之研究，從各國的育兒方式，到國民性格的養成以及因應社會期待所為的行為模式等提出相關理論。1960年代，美國NIMH的文化與人格研究所

的柯迪爾（W. Caudill）藉由直接觀察日本與美國母親及幼兒的互動模式，以此資料分析育兒模式之異同對於日本人與美國人性格差異產生的影響（40）。

文化精神醫學中，包含了克雷普林的比較精神醫學、民族精神醫學（民俗精神醫學）、原始精神醫學等各式各樣的名稱。在教科書中的最後一章，也都必定會以社會精神醫學的分支為題，對文化精神醫學加以介紹。社會科學者中，尤其是文化人類學者，比較喜歡將之稱為「跨文化研究」（crosscultural studies）。在精神醫學者、社會科學者及文化人類學者的共同研究下，文化精神醫學持續在進展中。例如在1960年代後，就有許多由亞洲的精神醫學者與北美的社會科學者所共同推動的研究計畫。但在這種跨學科的研究計畫中，由哪一方面做主導者的問題，爭論從未間息。亞洲的社會科學者，在這方面的動作似乎較遲。

99

1964年，筆者在蒙特婁從事研究，師事維特高爾（E. D. Wittkower）為期一年。1950年代，維特高爾教授在加拿大麥基爾（McGill）大學，亞倫紀念館（Allan Memorial Hall）建立泛文化精神醫學研究所，和墨非教授（H. B. M. Murphy）共同進行泛文化精神醫學（transcultural psychiatry）研究。兩人根據各地文化精神醫學發表的研究論文和同好聯繫，希望以此一研究所為基點，建立文化精神醫學研究者的聯絡網。筆者最初參與的工作，即是對過去十年間送至研究所的四百多篇論文，加以整理分析。其成果之後於1965年以「泛文化精神醫學」為題初次以論文之形式發表（8）。關於泛文化精神醫學詳細的內容，筆者將會在下一小節再加以說明。

眾所周知，一般社會大眾對於精神病患有強烈的偏見，從以前開始就常常以偏頗的意見為精神病患者貼上標籤（stigmatization）。這種情況不僅對病患之人權有所戕害，對於患者的治療與復歸社會，更會造成極大阻礙。上述情況是社會文化精神醫學關注之議題，因此以一般民眾對精神病患者、精神病院、精神醫療工作人員所持的態度為主題的研究（attitude studies），亦因此興盛。有一些研究指出，基於文化背景的差異及長久以來的偏見，使得許多民眾對於精神疾病具有特殊的態度。這樣的態度，對於精神醫療整體多少確實產生負面影響，也令其成為指摘與注目之對象。另外，跨出精神醫學之範疇，論及現代社會的醫療——也就是近代醫療——的情況時，有學者提出在非西歐社會中，民間醫療及民俗療法似乎仍扮演著不可小覷的重要角色。從此觀點出發，對現代醫療制度加以批判，從而產生了稱為醫療人類學（medical anthropology）的新研究領域。這大約是1970年代左右的事（41）。

II、泛文化精神醫學

1965年，從泛文化精神醫學之論述中可觀察到泛文化精神醫學的內容定義包括以下數點：

一、文化精神醫學乃是針對單一文化內，精神疾病所發生的原因、頻率及其治療等相關之文化研究。

二、泛文化精神醫學（transcultural psychiatry）則是文化精神醫學的延伸，研究者的視野（vista）跨越單一文化，而擴及其他不同文化。

三、跨文化（crosscultural〉研究所指的是以個別地域內之事項為主要研究對象，但著重彼此間的比較，和泛文化精神醫學稍有差異。 101

而泛文化精神醫學所使用的方法論則如以下所述。因此本研究之特點為：

一、研究範圍限定於精神疾病的質與量之文化差異之比較，而非純粹社會科學研究。

二、在精神科醫師與社會科學者之合作下，對精神疾病發生的頻率與特質進行調查，以確定和此差異相關的文化、社會因素。例如，固守傳統文化的社會與經歷文化變遷的社會，在精神疾病發生的頻率與性質存在著如何的關係。

三、研究者跳開診斷學之分類基準而置身於當代當地社會構造中，調查人們對於死亡、重度殘廢、身體疾病與精神疾病的情緒與態度。

四、具體的研究方法，乃是使用臨床觀查、實地訪查，以及抽樣調查資料，並採用醫院、法院等行政機關之紀錄、心理測驗與問卷調查所得之資料等等。

對於泛文化精神醫學的研究，存在著不少質疑的聲音。首先是國際間精神醫學的診斷差異。如前節〔A〕項所述，國際間為了解決診斷基準差異的問題，已付出了許多努力。第二，由於各個學者的背景差異，以致理論與研究方法分歧。第三，跨領域學 102

者間之合作仍有困難。由哪一學科的學者主導研究，哪一學科擔任協助角色的問題仍難解決。第四，面談結果的真實性問題。特別是傳統的小社群，若是單純地直譯面談的對話，可能無法真實地傳達該受訪者的意思。第五，心理測驗本身也和特定文化相關（culture bound）[8]，並非普遍適用。

由上可知，泛文化研究的資料有時較不嚴謹。蒐集到的論文中，大多是精神科醫師的研究報告，主要從精神疾病的症狀呈現及盛行率出發，分析文化所造成的影響。這樣的研究取向，雖是符合泛文化精神醫學研究的精神，但另一方面，則較難就社會文化因素，對個別患者加以深入分析。同時，在種種社會文化因素中，也無法具體確定何者是致病因（pathogenetic），何者是型塑因（pathoplastic），關於這點也招致批評。許多人認為社會文化因素主要只在影響精神疾病症狀之表現。但持泛文化精神醫學立場之研究者則主張，社會文化因素往往同時也是重要的致病因。

103

在泛文化精神醫學這個領域之中，精神科醫師主要可以協助理解精神異常在不同文化中是如何產生的。其關切的問題包括基本人格的形成、文化內含的壓力源，及相關因素在文化結構內部的動力性運作。其基本觀點認為，除了遺傳、生物、心理方面的變數外，更必須同時考慮文化上的變數，在兩者間取得平衡後，進而探求彼此間的關係，才較具意義。而在最後，關於精神疾病的致病理論方面，有以下三點：

一、文化對個人之壓力（Stress）源生自文化的既有價值導

8　譯者按：指即使是進行心理測驗，也會由於受到各地的環境、民族、文化等因素影響，而有結果上的差異。

向（value orientation）。

二、同時並存的不同文化價值導向，會導致壓力之產生。

三、價值導向之轉變，也會引起壓力。

1978年時筆者應加藤正明教授的邀請，在《社會精神醫學雜誌》創刊號的「社會精神醫學之動向」專題中，發表了〈文化精神醫學〉一文（42）。其中，筆者以自問自答的形式，列舉出關於泛文化精神醫學到底是什麼的種種疑問，說明泛文化精神醫學作為文化精神醫學在全球化的實踐之意義。亦即，泛文化精神醫學並不是和之前的文化精神醫學迴異之新領域。在1965年，在 104 當時麥基爾大學研究所主導推動下，努力蒐集世界各地未發表的文化精神醫學的觀察及研究資料，並加以分析整理。透過各國學者的回應，終能對泛文化精神醫學之內涵做出定義。數十年後的今天，因為社會急速變遷造成自我認同危機（identity crisis）[9]，文化衝突也對個人心理造成影響，相關議題已成為文化精神醫學領域的新興研究主題，也因此，文化精神醫學和其他研究領域相較，必須更具國際觀。實際上，已有諸多跨學門、跨國際的研究在推動中，這已經使研究者之間能有更多交流的機會，研究也更具有世界觀。如許的視野代表的是學界目前已經普遍可以從兩個文化以上的角度對相關問題進行關照。上述的發展，使得強調泛

9　譯者按：由美國心理學家艾瑞克森（E. Erickson, 1902）所提出的概念。艾瑞克森最重要的理論是「生命週期的八個階段（Eight stages of the life cycle）"的理論。而其中第五階段（十三到二十一歲）的主要任務就是要達成「認同」（identity）。青少年心中充滿關於「認同」的問題，關心「他人眼中的自己」和「自己覺得自己是誰」是否符合一致，也注意如何聯結兒童早期所培養的技能和「角色扮演」來讓現在的自己顯得「稱職」。也就是一個人透過內在的一致性和持續性，以及他在別人心目中的一致性和持續性得到堅強的認同意識，而當無法獲得一致的狀態時，則會產生自我認同的危機。

文化精神醫學的聲音迅速地減弱。因此，筆者主張文化精神醫學一詞將為華麗的辭藻，同時文化精神醫學應該超越，不再僅是社會精神醫學的分支，而應為和社會精神醫學具姐妹關係之獨立領域。

III、價值導向與心理衛生

105 筆者從精神疾病流行病學的宏觀角度，考察身體化症狀（somatization symptoms）的內涵。身體化症狀可說是壓力反應之指標。傳統價值認同指標（traditional value identification indices）與現代生活的高度接觸（modern contact）均降低這一方面的緊張，能夠有效地使身體化症狀減輕。從1960年代開始，就有這方面的研究，之後也有許多以精神疾病流行病學的觀點，對壓力反應重行進行探討的論文。接下來的部分，筆者將對此做一整理（43）。

戰時與戰後，許多人都經歷了強烈的壓力。在動亂的最高峰時，每個人都不知道自己的明天在哪裡，因而感到自己的生命受到高度的威脅。而戰後，世界各地都有難民潮發生，人口出現大規模的移動。而在這些湧入大量難民及移民的先進國家中，也觀察到許多新住民的各種精神官能症及妄想反應。從戰後的復興到現在，經過了半個世紀，人類到達了前所未有的經濟發展與技術革新的階段。然而，許多國民無法適應如此急速的社會變遷及文明的複雜化。原本在都市化的激流之下，個人尚未做好心理上的準備，成熟的理性及情緒調整都有不足，以至於在移住都市後，發生了許多因為適應不良而產生的社會問題。就流行病學調查而論，除了精神疾病的發生及盛行率外，買春賣春、自殺、不良行為、藥物濫用等社會病理現象都進一步成為研究的議題。另外，在都市中，也須面對人際關係的摩擦、戀愛問題、婚姻不合、職場適應不良等種種問題。在遭逢到這些難題時，許多時候，家庭支持援助系統便顯得相形薄弱。 106

都市化造生了人口的大規模遷移；工業化也使得每個人都必須立足於機械文明之中；代表現代化的歐美化風潮，強烈撼動了傳統的價值體系；人口急速成長與欲望的無限延伸，汽車帶來的環境汙染，再再提示了人們必須適應這樣一個物資過剩的社會。到今日由於不斷加速的社會變遷，更帶來了職場上情報戰所產生的沉重壓力。一旦不景氣的時代到來，這些沒有經歷過物資匱乏生活時期的人們，失望鬱悶等情緒便油然而生。

隨著第二次世界大戰後各地的移民風潮，許多人不得不適應新的社會文化。1960年代時，即產生了許多以各國留學生適應異地文化之困難為主題的研究。像這樣適應新社會的文化研究，包括了如何面對、解決異文化的接觸，以及實際生活在異文化之中發生的問題等等，便成為今日跨文化研究之主要議題。認為這領域也屬於文化精神醫學實踐範圍的人亦不在少數。在此同時，各國也都逐漸成為高齡化社會，因而生活品質（quality of life，QOL）、死亡學（thanatology）、安寧照護、安樂死等議題成了討論的中心議題。此外，少子化也成為社會上高度重視的問題。 107

現代生活中，除了必須適應急速變化的社會，和異文化接觸的頻率也大大提高。依據祖父江孝男先生的說法，在一個人的核心人格（core personality）中，具有一個與生俱來、不變的「自己」。而在這個「自己」中，深埋著個人的傳統價值觀。除了是個人安身立命所在，也像是安全閥一般，使個人具有安全感，在適應環境的過程中能有自我決定之能力。但相反地，當面對急速變化的社會時，若一味急於認同現代價值這個「自己」則容易放棄自己的傳統價值觀，對壓力的抵抗力也會迅速降低。

現代生活中，給予個人許多理解現代化的意義、增加現代知識的機會。乍看之下似乎自相矛盾，但頻繁地接觸現代生活，並不就等同於認同現代價值體系。雖然一般而言，傳統價值體系的影響力減弱，是與接觸現代生活的機會增加相對應，但也有不少例外。因此，筆者認為，對現代生活知識的增加，是在急速的現代化過程中，有效地強化個人適應力之方法。

在高度接觸現代生活的同時，又能維持高度的傳統價值觀的情況下，個人的壓力值會比較低；相反地，個人若是捨棄傳統價值觀，而急切地認同、接受現代價值時，不論其與現代生活的接觸是否頻繁，壓力值都會相對較高。加拿大文化人類學者強斯（N. A. Chance）在1965年時，對愛斯基摩人進行的研究中（44），提出對現代之認同、與現代生活之接觸，和心理衛生間有所關聯之假說。因此，在這裡我們以強斯的研究資料，加上我們在台灣所施行的精神生理反應（psychophysiologic reaction）之流行病學調查資料（45），做出價值指標與現代生活接觸程度指標，以跨文化比較方法，來對強斯的假說進行驗證。

108

台灣在戰後經歷了大量的大陸人口移入，經過了五十多年，仍然在努力弭平外省人與本省人間的問題。戰後人口移入對於社會造成如何的衝擊，對精神疾病發生又產生如何的影響等等，是當代社會精神醫學的新興研究主題。以下則簡單說明，從1946年開始的進行的一連串流行病學調查研究中，所包含的精神生理反應研究。

精神生理反應是DSM-I與DSM-II診斷系統中的診斷類別。在現今的精神醫學診斷系統中，還沒有因壓力所引起之身體症狀此一診斷範疇。因此在這裡，我們先排除器質性因素之後，對身體感覺症狀進行系統性的評估，針對日常生活障礙與身體症狀間之關係，診斷其是否為壓力反應，以此作成心理衛生的指標。診斷是根據「康乃爾醫學指引」（Cornell Medical Index, CMI）（中文修訂版共163題）問卷，其中並增加了五題和中國傳統疾病觀有關的問題之後，才進行實地訪查。同時另一方面也作成和壓力狀態相關的心理社會資料表、家族組成表、症狀記載表、面談表等等（46）。

109

木柵地區是台北市近郊的農村（現為台北市的一個行政區），共有九個村落，面積二萬九千英畝，主要生產石炭、茶等。最初於1728年時，由福建人進入開拓。由於當時常受當地的泰雅族布里西社原住民之襲擊，為了自衛而用木柵圍起周圍的土地，而這也就是木柵地名的由來。1895年時木柵人口兩千，1945年人口一萬；1955至1957年間，在大陸移民遷入後，由於部分的學校及政府機關遷移，1960年時人口達到兩萬；1963年時，移入者在總人口比率中增加達40%。但另一方面，農業人口減少到31%，也有顯著的年輕人口外移的現象。隨著各方面的現代化與近郊化的同時，在老住戶間，可以發現傳統的家族關係與宗教信仰未有改變。這就是何以我們在1946年時選擇以木柵作為研究場域。在研究期間，和社區內的住戶保持長期的密切接觸，並拜託社區的幾位村幹事與我們一起，共同去從事家庭訪問。

我們挑選了木柵的兩個村落，在十五歲以上的居民3,784人之中，依性別、籍貫等四群，從戶籍登錄資料中，按照年齡分級隨機抽樣（age-stratified）。希望可以抽選到500位居民，平均分配於四個組別中，而最終得到488名作為樣本的母群體。家庭訪問的進行時間是從傍晚到晚上，參加人員包括醫師兩名、個案工作者七名，歷時共四個月。進行的方式則是當面與受訪者進行問卷訪談，並進行一般的身體檢查。此外並和家人訪談，蒐集健康之相關資料，整個過程平均約兩個半小時。

診斷的內容包括了症狀強度、症狀持續時間、症狀出現頻率等等，並以此作為綜合判斷其障礙程度之基準，以1度到4度來代表障礙的程度。除此之外，也會判斷患者器質性的因素及心理社會因素障礙的程度。而當障礙程度被判定為3到4度時，則認定其為壓力相關反應。測驗結果顯示有42%的受試者，從過去到現在之間曾經歷過壓力反應。而壓力反應出現的頻率，則與年齡、性別、婚姻狀況、社會階層、宗教、是否為外省及其來台模式、同胞排行順序、傳統價值觀等多重因素相關。接下來的分析焦點則是壓力反應與傳統價值指標間之關係。

前述強斯在北阿拉斯加愛斯基摩人進行的觀察，可發現與現代美國社會接觸並非頻繁，但努力去與美國同化的人們中，個人適應障礙程度都相當嚴重。換句話說，在這裡努力和西洋社會同化，然而對西洋社會並沒有那麼實際地了解的族民中，可以發現到較嚴重的症狀；另外，一方面逐步地吸取西洋新知，另一方面又保持其傳統生活模式認同的族民，症狀則較為輕微。亦即，後者在採取新的行動時，仍持續地保持著其實際之生活基礎。我們希望這次在木柵研究中，可以檢測台灣的實際狀況與此假說是否

111 相符。因此為方便研究，筆者分別就個案之傳統價值指標分數與現代生活接觸程度分數做表，以進一步分析此二者與壓力反應間之關係。

前述的傳統價值指標包括了宗教、語言、家庭組成、個人與家庭的關係、休閒娛樂、疾病觀等相關項目，以二到五分計分，合計共十四分，而依據分數的高低，區分出低、中、高三群。現代生活接觸程度則以教育水準、居住地、有無自來水系統、浴室、廚房及廁所、家庭內的環境配置、個人與家庭之休閒娛樂的頻率、與鄰居的接觸程度、社會階層等因素綜合計分，合計共二十六分，亦分成低、中、高三群。雖然大體而言，傳統價值指標的弱化（也就是現代生活指標的強化）與現代生活接觸程度，有中到高度相關，但例外的情形也不在少數。

接下來，就傳統指標與現代生活接觸程度的低、中、高交叉考量，共區分為九組，以觀察其與壓力反應的關係。兩者皆高的壓力反應出現頻率為32%，比例甚低；相對而言，兩者皆低組的壓力反應則高達82%。而傳統價值低但現代生活接觸度高的組別，或是前者高但後者低的相反情形下，兩者之壓力反應出現之頻率約略相當，皆屬中間程度。由此可知，面對現代化的社會，112 固守傳統價值的人與輕易捨棄傳統價值的人，壓力反應的差別極大。此結果顯示，不論在任何時代，個人在適應新的社會時，最重要的就是確保自己的傳統價值觀認同感。

在此，筆者對強斯研究內容作比較詳細的介紹。卡卡托維克（Kaktovic）是一個位於阿拉斯加費爾班克斯（Fairbank）東北方四百英里，面對北極海的愛斯基摩族村落。這是一個孤立於外界，一百人左右的小村落。村人原本是以狩獵及漁業為主要生計來源，但自從政府在附近建設防衛雷達開始，或許是因為建設雷達的男性工人可以拿到很不錯的薪水，而從附近的村落湧入了許多的住民，使得村子裡的生活產生了很大的改變，突然間產生了經濟起飛。在1960年時，雖然因為移住者增加使該村生活有著劇烈的變化，但並沒有破壞這些原本居民的家庭關係。村長也致力於搭起白人政府官員與村民之間友誼的橋樑，希望即使在雷達建造完畢後，仍然有75%的村民可以繼續享受上班族的生活，同時可使其餘村民繼續從事打獵或漁業的營生。

強斯所使用的判准是修訂版的CMI。現代價值認同程度（傳統價值的逆指標）的三個指標為：〔1〕會從事西式的活動〔2〕喜歡西式食物〔3〕喜歡西式服裝、髮型；而現代生活接觸程度指標的七個項目則為：〔1〕正式受教育年數〔2〕英語能力〔3〕有無遷徙的經驗〔4〕住院經驗之有無〔5〕是否為上班族〔6〕與媒體接觸情形為何〔7〕是否參加國家警備隊、軍隊。研究對象為十七歲以上的住民共53人，是足以作為跨文化研究所用之資料。

113

根據上述兩種指標間的相互關係，可再分為以下三群：

X：現代生活接觸程度分數，高於現代價值認同程度的指標分數。

Y：現代生活接觸程度分數，與現代價值同認同程度的指標分數約略相等。

Z：現代生活接觸程度分數，低於現代價值認同程度的指標分數。

以上述三個平衡接觸組合群研究法（three equated contactidentification group），對木柵研究之資料進行分析，比較的結果如圖一所示。愛斯基摩研究與木柵研究（特別於移民組中）兩者均顯示，X組中症狀出現較少，而Z組中症狀出現較多。即，從不同地域的文化研究的資料來看，亦可以證明強斯的第一個假說。

上述之研究，是從流行病學調查的宏觀角度，對壓力相關症狀進行研究。綜合而言有以下幾項發現：

一、個人的傳統價值指標是人之所以安身立命之基礎，就人格深層而言具有安全閥般的作用。因此輕易放棄傳統價值觀而一味追求對西洋價值之認同，其產生壓力的相對危險增高。這種情形，可以稱做是過度適應。

二、現代生活接觸程度，代表著個人的現代知識，以及對現代社會的理解程度。在適應急速的現代化方面，具有強化作用。

三、同時，若是傳統價值指標高，適應及選擇的可能範圍都較大。因而較有可能以其自由意志在新、舊兩者生活中進行選擇。因此在往新目標努力的過程中，較不會受到文化之羈絆。

阿拉斯加

CMI平均值

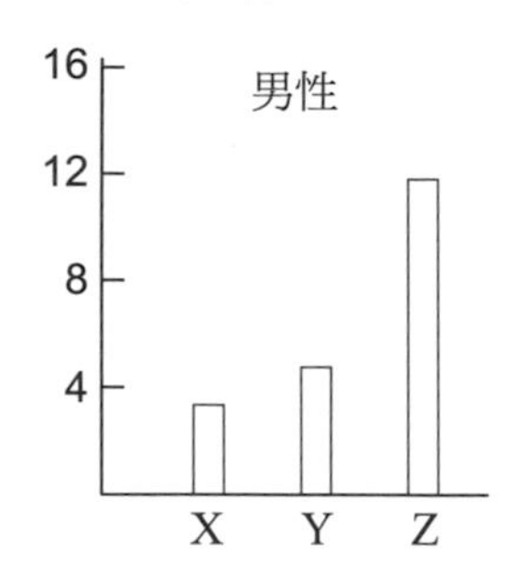

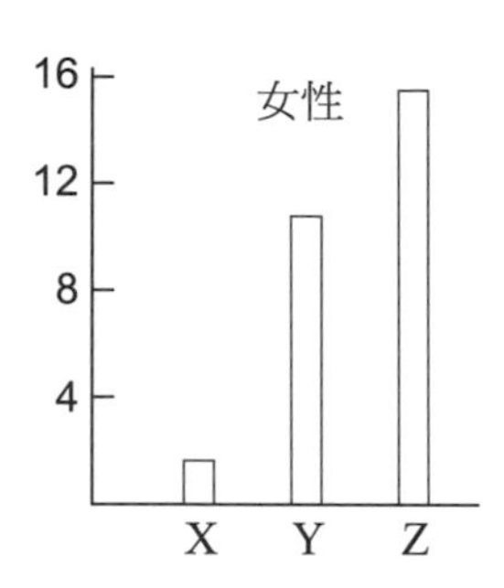

台灣

壓力反應（%）

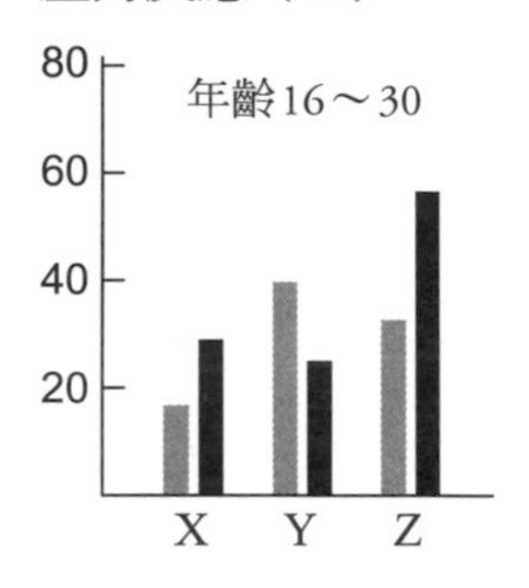

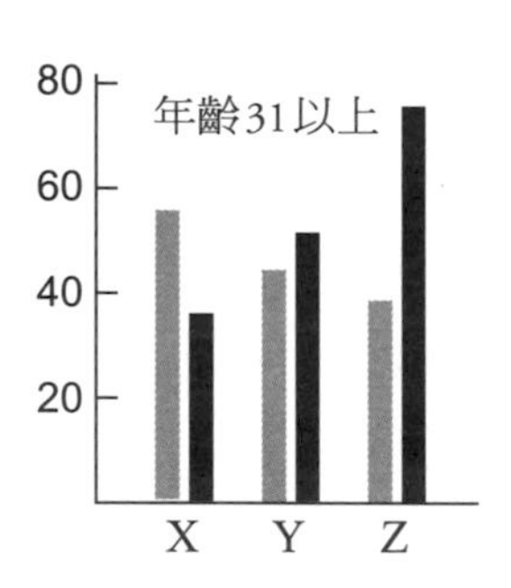

□愛斯基摩族　■台灣本地民眾　■台灣移民

X：現代生活接觸度＞現代價值指標

Y：現代生活接觸度＝現代價值指標

Z：現代生活接觸度＜現代價值指標

圖一　現代社會接觸程度與現代價值指標的比重差異，以及CMI的平均值／壓力反應頻率的關係。

【第五章】精神症狀的比較研究

I、東京與台北精神病院入院患者之比較

流行病學調查研究是針對疾病的地區特性，也就是以了解特定地區的疾病樣態為目的，而進行選擇之研究對象之研究方法。因此在研究對象之選擇與方法上，都相對嚴格。由於官方資料與醫院統計資料不盡完全，必須以實地訪查跟研究對象進行直接接觸。也因此，民俗精神醫學的案例觀察法便成為實地個案訪察法之根本方法之一。然而文化精神醫學的研究對象與研究方法相對較有彈性，對象包括了日常生活所接觸的社會、人際關係及被治療者本身（人權問題自然成為重要議題）也屬其研究範圍之內，且精神科診療紀錄也不例外。 118

由於各地區在各個時代，可能會有特別地因影響病患入院之因素，因此醫院之病歷並不能夠全盤代表當地的疾病樣態。一般來說，醫院病歷紀錄和流行病學資料相較，比較不具研究價值。這也就是加藤正明先生不斷強調的「個案性」與「疾病性」之間的關係（47）。然而同時也有以下看法：會來精神病院求診的病患，也就代表著當地疾病較嚴重的一群。因此如果比較兩個以上的相異文化地區之入院患者數，就可以了解不同文化地區的精神疾病型態。在這種情形之下，不同地區的研究團隊，最好是可以使用同一疾病分類標準。若是彼此之間的診斷準則不同時，則必須採用共通之症狀檢查表（checklist），用相同的語彙記載症狀 119

的特徵，才能進行比較。因此研究者們必須先一起以症狀檢查表反覆進行症狀記錄的信度練習。例如WHO的精神分裂症先導研究，即是此項原則實際應用很好的例子。

1958年開始，由美國國立心理衛生研究院（NIMH）的柯迪爾與史庫勒（C. Schooler）所主導的日本研究中(48)，關於日美精神病院患者之比較研究便是從以上觀點出發。1964年時，柯迪爾蒐集東京地區的五所醫院（晴和病院、興生院、日本大學醫學部附屬醫院、青木醫院、都立松澤病院）在這一年內入院的994名精神病病患之診療資料。之後在1967～68年，在台北地區的三所醫院（台灣大學附屬醫院、仁濟醫院、玉山醫院）由筆者收集在這兩年間入院的1,009名精神病病患之資料。根據這兩組資料，進行了東京、台北兩地入院病患症狀之比較(6)。其摘要結果如右頁（表五）所示。

121

根據所收集的資料，除去器質性與七十歲以上之患者，可用於分析的樣本數，東京為866人，台北為890人，合計1,756名。首先，就九十種於患者中出現率高於7.5%以上之症狀進行因素分析，發現這些症狀可以歸類於以下八種症候群（symptom cluster）：敵意、缺乏情感表現、憂鬱、現實扭曲（妄想及幻覺）、神經質、青春病型、慮病症及頭痛、睡眠障礙及胃腸不順。接下來即比較台北與東京患者間症狀出現頻率的差異。台北患者顯著地高於東京患者的三個症候群為：敵意、現實扭曲（妄想及幻覺）、慮病症及頭痛；而東京患者比台北患者多的則是：缺乏情感表現、憂鬱、青春病型、神經質、睡眠障礙及胃腸不順等五個項目。因此可知，台北的患者的精神症狀之呈現主要為攻擊性向外；現實顛倒，意欲以自身之意向改變周圍環境的傾向較

表五　日台兩國入院精神病患者症狀差異

精神症狀	徵候類別	東京 (1963-64) N＝866　台北 (1967-68) N＝890
		統計上顯著差異
敵意態度（Hostile） 言詞發怒（Verbal outbursts） 暴力行為（Physical outbursts） 言詞攻擊（Verbal aggression） 不信任態度（Mistrust of others）	第1群　敵意（Hostility）	<
沒精神（Listlessness） 行動緩慢（Slowed movements） 言語緩慢（Slowed speech） 反應遲鈍（Blunt affect） 態度退縮（Social withdrawal） 不負責任（Irresponsible behavior）	第2群　缺乏情感表現（Apathy）	>
自殺念頭（Suicidal thoughts） 自殺企圖（Suicide attempts） 憂鬱（Depressed） 自責（Self-depreciating）	第3群　憂鬱（Depression）	>
妄想（Delusions） 幻覺（Hallucinations） 自言自語（Talks to self）	第4群　現實扭曲（Reality break）	<
畏懼症（Phobias） 與人關係緊張（Uncomfortable personal relations） 強迫思考（Obsessive thoughts） 不安（Anxious） 態度退縮（Social withdrawal）	第5群　神經質（Shinkeisitsu）	>
無法安靜（Restless） 衝動（Impulsive acts） 言語急促（Fast speech） 不適切感情表現（Inappropriate affect） 說話解組（Rambling speech） 怪異行動（Bizarre behavior） 自言自語（Talks to self）	第6群　青春病型（Hebephrenia）	>
過度關注自己身體狀況（Bodily concerns） 頭痛（Headache） 無法集中注意力（Difficulty concentrating）	第7群　慮病症、頭痛（Hypocondria/ headache）	<
食欲不振（Undereating） 胃腸症狀（Gastrointestinal） 疲倦（Fatigue） 睡眠障礙（Sleeping problems）	第8群　身體化：睡眠障礙、胃腸不順（Somatization：gastrointestinal / sleep disturbance）	>

強；並有明顯的慮病症傾向。而東京患者的攻擊性卻是內向指向自己的，認為問題出在自己，且發病時可以觀察到對外界的醒覺度相當低。另外，兩地區的女性患者之症狀表現都較男性嚴重。這可能是一般而言，女性都較男性來得傳統保守之故。

122 由於台北的患者是由台灣本地人和從大陸來的移民所共同組成的，因此本樣本有一些必須要特別說明的事項。1967～68年，不過是二次大戰後二十二～三年的時間，因此台北地區樣本中三十五歲以上的患者，不論男女，屬台灣籍者應最少受過戰前小學程度以上的日本語教育。另外，台灣受到日本統治五十年，戰後歸還予中華民國，之後從大陸湧入大量移民。由於移民多是公務員、軍人家庭，且大多居住於台北市，與本地人相比，較常利用公立醫院及公立精神病院，因此在我們的台北樣本中，約半數為從大陸來的移民。

在我們的假設裡，在戰前受過日本教育的三十五歲以上男女患者，與戰後接受中國式教育者及大陸來台的移民三者之間的症狀表現應該有所不同。本研究的結果將能驗證日本患者與台北患者間症狀表現之差異，是否的確受到文化及教育之影響。如果是的話，那三十五歲以上能說日語的台灣籍男女之精神症狀的特徵應會近似於日本人。由是，將台北地區的入院患者樣本，依年齡 123 及教育背景別再重新分析一次，結果否定了上述的假設。這意味著，即使台灣受到日本五十年統治，並在殖民末期積極推動皇民化之教育政策，台灣人的人格結構仍沒有太大改變。祖籍主要是福建的台灣人，依然是由中國文化所孕育成長，基本的人格和戰後大陸來台的移民並無明顯差異。

關於這一點，可以哈拉維（H. Hallowell）的美國原住民歐吉布瓦族人（Ojibwa）之文明化研究做對照（49）。哈拉維以心理測驗進行歐吉布瓦族之人格研究中顯示，在因為接受教育而逐步盎格魯薩克遜化之過程中，教育年數必須超過某關鍵年數，歐吉布瓦族人的傳統人格原型才會完全為優位文化所同化。

哈拉維於北美威斯康辛州之歐吉布瓦族人（Flambeau Ojibwa）進行心理測驗研究。該族人自開拓時代開始與白人接觸，在調查當時，有八成的居民有白人血統，居民皆會說英文，年輕人也就讀於有名的公立學校，所在地更是觀光區域的中心。雖然如此，心理測驗中所顯示的該族人基本人格構造，和偏遠地區的歐吉布瓦族人並沒有太大差異。只是可以看出，在文明化的過程中，男性較容易產生退行（regression）現象。

台灣的狀況或許也是如此。這樣的發現也隱示著，台灣雖經過日本五十年統治，但當地的傳統文化與基本人格結構並沒有太大改變。

124

從1960年代的研究以來，在世界各地，各種精神疾病（包括精神分裂症）之臨床表現都產生了變化。一般而言，病患的症狀都變得較輕微、發病年齡下降並且癒後狀況良好。每一個國家，大致都朝著這樣的變化模式前進，只是速度或快或慢而已。而會產生這樣的情形，應是高度經濟成長下，疾病表現型態改變而近似西方世界之緣故。

II、精神分裂症的患者症狀差異

本研究的特色之一是不用臨床診斷作為比較研究之基礎。相對地，我們詳細記錄住院患者第一次求診時所表現出的臨床症狀及異常行為，再以因素分析法對其進行分析，區分出各項徵候群，以此便能瞭解各徵候群所具之意義。然後對各徵候群在不同文化間之比較，可以發現其中具有統計學上之顯著差異者。1960年代，比較文化精神醫學以及精神疾病流行病學研究中，125 均認為各國間診斷準則之不一致，是值得重視的問題。例如，英美跨國比較研究即指出（50），認為美國精神分裂症的比率實數上偏高，同時美國精神科醫師傾向作精神分裂症之診斷；而英國的情感性精神病（affective psychoses）患者人數事實較多，亦同時英國精神科醫師傾向於診斷患者為情感性精神病。也因此，我們當時的研究不採用診斷名稱作為分析標準，應是較為妥當的做法。

嚴格說來，雖然人只要開始跨入精神病院之門，就可稱作患者，但確實有可能因為特定時代中精神醫療制度之運作，而造成人為不當住院的情形。然而由於台灣的歷史發展，台灣的精神醫學可說是源生於日本精神醫學，我們認為因診斷準則不同而起的差異或許沒那麼大。因此在這裡，我們在研究資料中，只選取精神分裂症的部分，對東京地區及台北地區所呈現之症狀試行比較。（表六）

東京地區五個醫院之住院患者中，精神分裂症有428人（佔43%）。台北地區三個醫院住院精神分裂症病患則是601人（佔59.6%）。由此可以明顯看出，住院患者中，台北精神分裂症比率較高。由於台灣在1960年時尚未有全民健保制度，病患皆是自費住院。因此若不是逼不得已，一般民眾不會輕易入院。或許126 也因如此，症狀嚴重且時常復發的精神分裂症患者才會有較高的入院率。

即使就精神分裂症本身而言，東京與台北的患者之間也有很大差異。東京的患者，30%以上的患者有社會退縮、情感表達淡漠及衝動行為；20%以上的患者有憂鬱、企圖自殺、與人關係緊張、畏懼症、動作緩慢等；另外10%以上的患者，則有強迫思考、食欲不振及退化性行為等表現。以上症狀出現的比率都高於台北的患者。此外，上述症狀主要可屬於前述表五徵候群分類中之缺乏情感表現、憂鬱、青春病型等症狀。另一方面，台北患者比率較東京患者高的症狀有缺乏病識感（86%）、敵意〈61%〉、怪異行為（58%）、言語解組（51%）、興奮（49%）、身體攻擊（36%）、言詞攻擊（34%）、抗拒行為（30%）、主觀身體不適（28%）、言語緩慢（26%）、猜疑（22%）等等。若參照表五的徵候群，敵意的表現顯著地高出許多，而現實扭曲徵候群之中的妄想及幻覺等症狀，則沒有統計上的顯著差異。另外，缺乏病識感的部分，台北占86%而東京只有10%，差異極為巨大。另外，從台北的患者抗拒與猜疑行為程度較高這件事可以看出，台北的患者較具有現實倒錯性，也就是妄想與幻覺的傾向較高。相對而言，東京患者則較有內向、無力氣及對自己的疾病有高度自覺的傾向。

127

在處理資料的過程時，我們發現根據東京患者的診療紀錄，有許多雖然可以診斷為妄想型的病患，最後都診斷成青春型的精神分裂症。因此我們認為，並不見得是東京地區的確具有較多的青春型病患，而可能是醫師們傾向於使用青春型診斷之結果；相對地，台北地區妄想型病患較多，應該也是醫師們較傾向判斷為妄想型的緣故。兩地患者症狀表現之差異，在我們親自進入東京及台北的精神病院後，也立即感受到兩地病院氣氛之不同。東京地區的病房可說安靜異常，而台北地區病房則是人聲不斷，氣氛雜遝。

表六　日台兩國精神分裂症的症狀比較（男女合計）

東京案例N＝428 （1963-64）	台北案例N＝601 （1967-68）
東京患者表現較多的精神症狀 （日%：台%）	台北患者表現較多的精神症狀 （台%：日%）
社會退縮（39：29）	缺乏病識感（86：10）
情感表現淡漠、漠不關注（37：25）	敵意（61：26）
衝動行為（36：22）	怪異行為、沒有意義的行為（58：31）
憂鬱（26：11）	說話解組（51：23）
企圖自殺（25：10）	興奮、無法安靜（49：36）
與人關係緊張（25：1）	無法控制的身體攻擊（36：11）
畏懼症、害怕（22：1）	無法控制的言詞攻擊（34：22）
動作緩慢（20：12）	抗拒行為（30：20）
強迫思考（13：1）	主觀身體不適（28：10）
食欲不振、瘦弱（13：2）	言語緩慢（26：19）
退化行為（10：2）	可控制的言語攻擊（25：4）
記憶障礙（7：4）	猜疑（22：2）
緊張感（7：4）	賭博、浪費（5：2）
不適切之行為（5：1）	可控制的身體攻擊（4：1）
消極、依賴（5：1）	

III、對他人之在意與對自身身體之關切

128　這裡再稍微就日本人的對他人之在意與台灣人的對身體之「進補」（後述說明），談一下精神症狀的比較研究。在日本社會中，有各式各樣在意他人的部分。而也就因為日本人在意他人的

美德，使得許多外國人認為日本是世界上最適合人居住、最乾淨漂亮的國家。然而在意他人的特質，在精神症狀中也可能呈現為負面的特質。例如在表五所列的第5類神經質徵候群中，就可以發現日本患者有較高度的畏懼症、人際關係緊張、強迫思考、不安、退化行為等症狀。在神經性人格，或更明顯已屬神經質症的範圍中（51），最重要的是以強迫觀念為其根本的各式各樣的畏懼症（phobia）。其中，可以對人畏懼症（Taijinkyōfushō）為其代表（52）。

對人畏懼症主要是出現在發育期、青年期的男性身上。其表現包含怕臉紅、怕與人視線接觸、怕正視他人、怕自身體味異常、怕自己外貌不正常、怕口吃等次分類。這些症狀在日本以外的國家幾乎都很少見。雖然韓國報告有害怕視線交會，中國大陸有害怕情色眼神，台灣也有與其他精神症狀交雜出現的害怕自身形貌異常的案例存在，但除了這些國家外，東亞的其他國家或是西方各國，都鮮少看到對人畏懼的患者，因此我們可以說，對人畏懼症是日本特有的文化結合症候群。

129

從外國人的角度來看，神經質症（森田神經質）的原型為焦慮症，特徵為強迫性的害怕與人接觸，屬於DSM-III、IV與ICD-10的懼社交症（social phobia〔ICD-10, F40.1〕）之範疇。1960～70年代，WHO精神保健部主辦了多次國際診斷學與統計研討會，進行ICD的制定與修正。1971年，以討論酒精濫用與人格障礙為主題的第七次大會，在東京舉行（37）。會期中有一天的討論主題為神經質症的診斷相關議題。筆者主張神經質症為文化結合症候群的論點，受到一位日本學者反駁，認為並非文化結合症候群，而是精神病質（psychopathy）。這位學者所指精神病質即為現今的人格障礙症（ICD-10, F60-61）。嚴重的神經質症不但可能具有關係妄想的症狀，也可能和精神分裂症的先兆期症狀相同。因此，並無任何一種單一的人格障礙足以含括其表現。或許當時仍未有迴避性人格違常之診斷概念（avoidant personality disorder〔ICD-10, F60.6〕）[1]，因此才會認為人格障礙無法解釋其表現。

130　森田正馬針對神經質的特殊療法以森田療法[2]之名聞名於世。森田療法不但在世上廣為人知，到現在進行森田療法的專門醫院仍不在少數，且求診患者眾多。這十年以來，中國大陸有一些學者引入森田療法，聽說對於中國患者之治療效果也甚為良好（53）。但筆者對此說法保留疑問，因為實在是難以想像中國人會有大量的神經質患者。依據北西憲二的說法，自1990年以來，森田療法以驚人之勢席捲中國（主要在北京及上海），成為一種重要的精神治療法，相關機構成立已達二十四所。由於中國人深諳「順其自然」的道理，因此森田療法要在中國人中推行或許相對容易。雖然過去也有許多台灣患者聽人建議，前往日本接受森田療法，但這些患者其實並不是真的神經質症，因此往往在治療不到一個禮拜後，便受不了而回來台灣。也就因為這樣，實在是

1　譯者按：迴避型人格障礙患者對外界的排斥極度敏感，由於害怕失敗或失望而不敢與人交往或害怕新事物。此類人格障礙是普遍性社交畏懼症的一種變異形式。

2　譯者按：森田正馬認為，各種神經症的主要癥狀包括精神上的及身體上的，這些癥狀都包含抑鬱、焦慮、不安、強迫、以及失眠和精神疾患所導致的軀體不適等。他認為導致這些身心不適癥狀的主要原因是這些患者的思維方向過分地指向自我，過分地不斷進行自我內省，批判自我，過分地誇大自己的缺點，並且對各種危險表現得格外敏感，導致不安情緒的形成。還有就是這類患者的內在欲望比一般人要強，容易導致內心矛盾的形成，從而導致焦慮，強迫癥狀的形成。所以，他認為對這些神經症的治療應採取「順應自然」的人生態度去對待，不要主動對癥狀有任何的抗爭，要對疾病採取聽之，任之的態度，不要在乎它，帶著焦慮去生活、工作，從而打破這種心理的惡性循環，久而久之，癥狀便自然會消失。

令人難以想像如果森田療法在中國大陸廣泛受到使用的話，難道是中國大陸有這麼多的神經質患者嗎？或者其實是將森田療法運用在心身症治療方面？

1960年代後半，筆者受邀參加土居健郎教授的案例研討會。當時討論的案主是一位罹患體味畏懼的年輕男性。其症狀約略如下：之所以會發生症狀，是因患者自高中開始便覺得同班同學都會聞到自己的體臭，認為會因此造成周遭的人的困擾，覺得非常丟臉，也因而隨後的三年中都在痛苦中度過。由於患者認為只要身體一動體臭味便會發散，所以為預防起見，動作便特地放得非常遲緩。高中畢業時，患者覺得自己終能從痛苦中解脫，便對著全班五十位同學，以寄信件方式慎重地對自己三年來的體臭道歉，道歉後患者的緊張感即解除。討論的過程中，筆者指出，由於日本社會對於神經質症患者較能理解，因此會判斷其為神經質症狀。但如果案例發生在台灣的話，我們將不會有任何猶豫，而馬上將之診斷為妄想狀態（妄想症）。因為患者認為周圍的人都聞到他的體臭這件事，明顯地扭曲了現實，甚且，會因此和全班道歉，就是妄想症狀的具體行動化之結果。

131

另一方面，台灣人的特徵是強調對身體的「補」。進補是為了延年益壽，為身體補充有用的食物。原料包括自然界的植物或動物食材、中藥材、降熱、強身劑及一些內容不為人知的祕方。台灣人承繼了中國人特有的宇宙觀（cosmology）及其衍生之形而上學（metaphysics）之傳統思想。古來流傳的陰陽五行說，教導一般人生活中，若是陽過剩就應降火，陰過剩時則應避「涼」、「寒」、「風」，因而必須用各式各樣的方式使身體保持暖和。例如，台灣人到日本旅遊時，第一會逛的就是中藥店，或是

132 有賣乾香菇（椎茸）等乾燥食品專門店；而大陸觀光解禁後，也有許多台灣人到大陸內地尋求祕方。基本上，台灣人認為只要維持陰陽平衡就能使身體保持健康。前章所述的因為腎虛而產生的縮陽症與畏寒症，皆與中國傳統身體與疾病觀有關，如果根據DSM診斷準則，則可以被診斷為擬身體障礙症。

萬華龍山寺是來台北觀光的外國人一定會造訪的地方。這已經有兩百多年的古老寺廟周圍匯集了許多小吃店，徒步十分鐘內就可以到華西街，販賣著蛇湯、鮮蝦等等，是個名副其實的補品及壯陽品的專門展示場。另外也有中國拳法的道館，許多家道館門口還有放映日本摔跤的錄影帶。路上的野生動物模型行列，有許多不同種類的動物骨骸，還有猴戲或是殺蛇等等引人注目的活動。這樣的景象一眼便能讓人充分瞭解，來到這裡就是為了進補。土居健郎將「補」翻譯成英文的nurturing，這樣的翻譯堪稱相當貼切。「補的思想」可說全面擴及在中國的飲食文化中。如果說「補」就是中華料理的中心也一點不為過。（認為中國人什麼都吃的觀念是錯誤的！）

以上所述為日本人之在意他人與台灣人的「補」身體。在意他人是希望自己給別人好印象的反面，其焦點是人際關係；而133「補」則是對於健康、長壽的渴望，以自己的身體為中心。總而言之，兩者都是自戀（narcissism）在不同面向上的表現。在表現出來的不同症狀中，日本人在乎的和自己（self）內在之關係；而台灣人則是將被視為是小宇宙（micro cosmos）的身體對象化而加以關切。

關於這一部分，西村康的「氣之病」中的論述極為有趣（54）。西村康認為日本的對人畏懼症與中國的畏寒症皆是「氣之病」，並以臨床案例為例，對兩者進行比較。日本在「氣（氛）」不對，干擾到人際關係上時，對應發生的是對人畏懼症；而中國則是在陽氣缺乏，生命受到威脅而產生對死的恐懼時，以畏寒的形式表現。兩者間，只是「氣」的所在位置不同而已。

IV 、身體化的問題

134

這裡再回到臨床方面探討身體化的問題（somatization）。普遍說來，任何一種精神疾病都會伴隨著身體症狀。然而，長期抱怨身體不適就診斷而言，概念上仍極為混淆。1952年DSM-I剛推出，提出精神生理反應的概念時，就希望可以將其概念定義得更為明確。而之後，其名稱逐次由精神生理障礙、心理因素為起因之身體障礙，而改變至包含身體化症之擬身體障礙症，但另一方面，也有人認為身體化現象是因為壓力及心情糾葛透過防衛機制而轉換所致，因此稱之為壓力反應（stress reaction）；除此之外，心身醫學與心理治療，則是將心身症狹義地定位為一種非因器質性因素引發，而與心理因素關係密切之身體疾病，並以此針對其進行治療方法的研究。

台灣很早就被認為好發有身體化症狀。在這裡我們用以往的臨床資料，將精神官能症的臨床表現作一個簡要的整理。從1954年到1974年，二十一年間來台灣大學精神科求診的患者總數為37,934人，其中精神官能症患者占42.5%；精神生理障礙有25.4%（3）。而精神官能症主要的次分類中，焦慮症占精神官能症總數的50.5%，憂鬱症占10.4%，歇斯底里占10.7%，慮病症占2.9%，強迫症占2.4%。焦慮症占精神官能症總數一半以上的情形，到現在也仍沒有太大改變。

135 1970年代，精神生理障礙的主要症狀是頭痛與眩暈。1980年以後，漸漸地被失眠取代。頭痛是焦慮症最主要的身體症狀。在中、高階層的男性特別常見。對此可能的解釋是，頭痛症狀是由於大量移民湧入以及都市化的進行，因過度適應而產生的壓力反應。隨後將有進一步說明的是，最近十幾年的主要變化，則表現於輕度憂鬱症與失眠患者的增加。這樣的變化或許和社會民主的進步有關。前述日台入院患者之身體化症狀比較中，可以看到台灣較多頭痛與慮病症的症狀，而日本則較常見胃腸不順及失眠，可知身體症狀應與文化與時代背景差異有關。

提到Alexithymia，台灣譯作「情感失認症」，由1973年西傅尼歐（P. E. Sifnios）所發表（55）。根據其症狀所做成的問卷內容為：

1.較容易詳細地敘述事情狀況、原委，較不容易表達自己的心情（feeling）

2.很不容易用適當的言語來表達自己的心情

3.缺乏豐富的想像力

136 4.比起情感表現，多用行動來表達

5.會用行動來掩飾糾結的心情

6.可以敘述事情的狀況，但對事情缺乏感受力

7.與他人溝通困難

8.思考內容很少為抽象的事物，大部分侷限於現實的東西

有關Alexithymia的理論很多。例如以神經生理學的觀點、患者的智能、教育程度、社會地位、言詞表達能力，進一步到與

文化背景的關連性進行過諸多研究。而心身醫學會雖然也曾探討此議題，但不認為與心身症有什麼特殊的關係。而我們則認為Alexithymia並非單只是個人的特質，而是受到文化所決定的（culture-determined）。

接下來比較的是台灣與美國的身體化現象。李明濱教授在羅契斯特（Rochester）大學留學時，和筆者共同進行「以患者自訴為中心的身心症狀比較研究」(56)。在排除了嚴重精神病患者之後，納入203名台灣大學精神科之初診病患及70名羅契斯特大學精神科之初診病患。由同一研究者以親自面談之方式蒐集資料，樣本為十八到六十歲，至少受過六年以上教育的病患。根據患者的自訴症狀，將之區分為以精神症狀、身體症狀、及精神身體混合症狀為主要表現之三群（圖二）。最初面談時，主訴具有精神症狀者，台北為16.7%，美國則高達64.3%；而主訴具有身體症狀者，台北為37.4%，美國為2.9%，台北比美國高出許多；主訴具有精神身體混合症狀者，台北為35.5%，美國21.4%，同樣的是台北方面較高。這樣的結果顯示，台北的患者以身體症狀為主要困擾而前來求診的比率較高。另一方面，主訴有身體症狀者的比率，台北患者合計為72.9%，美國患者則為24.3%，仍是台北方面高出許多（圖三）。但在第二次面談時，如果再度探詢其症狀並加以檢驗，發現原先未報告身體症狀的羅契斯特患者，其實也有身體症狀。這時報告自己有身體症狀的患者，台北上升到86.7%，美國更大幅增加至71.4%，兩者之間的差距不大。而接著若是以結構化面談（structured interview）探詢其症狀時，自訴具有身體症狀的台北患者有87.7%，美國有82.9%，比率幾乎相同。因此，我們可以發現，台灣與美國的患

137

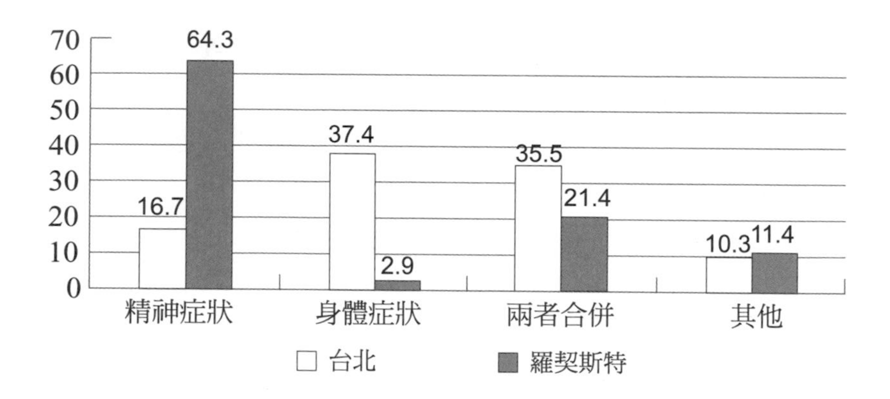

圖二　以患者主訴為中心所進行的心身症狀比較
（台北與羅契斯特）　P<0.001

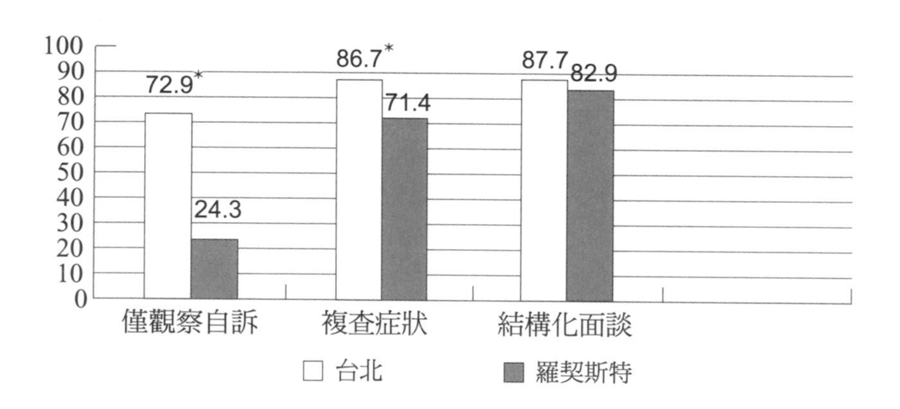

圖三　根據不同面談方法所顯示的身體症狀比較
＊：P<0.001

者雖具有相同程度的身體症狀，但和醫師初接觸訴苦時，台北患者主要自訴有身體症狀，而羅契斯特的患者則主要報告精神症狀。也就是說，初診的時候台北患者極少以精神症狀為其主訴，而羅契斯特的患者則是很少會以身體症狀作為主要困擾。 138

中國古來基於陰陽說而形成的宇宙觀，認為人體也是存在於整個世界的大宇宙之下的小宇宙，因此必須調和「生命力」、「氣」、陰陽之良好平衡，也必須與外在的大自然充分調和，才能使身體維持健康。中國人的「食補」，即是採集自然界各種動植物的特定部位，以補充身體需要的養分。而中醫這一門學問也是經由長期對人體之觀察、將自然界採集的動植物使用在人體身上之後，經由不斷的經驗累積形成的龐大理論體系。人體本身成為日常生活所觀察的對象，而且由於感情會表現在身體症狀上，因此不會特別加以關注。亦即身體已儼然成為外在事物的一部分，必須對其進行觀察。這就是外在化、客體化（externalization）的現象之所以產生。對「補」的需求，反應在對於醫藥的強烈需求上。與此相關的現象表現是，1995年台灣開始實施全民健康保險制度後，多重處方盛行之特異現象。

V、用身體的特徵來判斷個性

140 日文一向以詞彙眾多著名。描寫人的語言極為豐富，從站姿風姿綽約的美人等稱讚之詞，到高個兒、矮子、凸肚臍的人、平板足等等俗話或罵人的話，可謂說之不盡。也就是說，一般人對於周遭他人的模樣，不論是有趣或是怪異的，都會鉅細靡遺地描述。雖然沒有目不轉睛觀察他人，卻可以用相當精確的言語將那個人的特色描繪出來。筆者推測，或許就是因為一般人常常對別人品頭論足，所以在日本人身上才會常常可以見到視線恐懼、臉紅恐懼、體味恐懼等對人畏懼的症狀。用身體的各部位來描寫人們的性格、人格及氣質，更是其特別之處。有趣的是，用來描寫性格的身體部位，從頭到局部都有，但卻獨獨較無用腳來描寫的情形。

例如，從頭、臉開始，像是つむじ曲がり（髮旋扭曲，彆扭）[3]、八面六臂（三頭六臂）、鉄面皮（厚臉皮）等；耳朵則有地獄耳（很容易聽到人家的祕密，一聽就很難忘掉）；鼻子如鼻っぱしが強い（鼻樑很高，自尊心強）、鼻の下が長い（人中很長的好色女）、鼻息の荒い（個性激動、衝動）；眼睛則如目先が利く（眼光銳利）、目ざとい（有遠見）、目尻の下がった（眼角下垂眼成彎月形，表開心）、抜け目のない（做事有長眼睛的，謹慎機敏的）；用嘴巴來形容的詞彙特別多，如：口がうまい（會說話）、口が減らない（愛回嘴）、口が堅い（守口如瓶）、口が重い（沉默）、口が軽い（大嘴巴）、口が悪い（說壞話）、口やかましい（嘴巴很吵）、無口な（沉默寡言）等等；舌頭方面有二枚舌（說謊）、饒舌（好辯）；手方面有手早い（動作快）、手堅い（確實無慮的）、やり手（能幹的）、手練家（做事熟練的人）；手腕方面則有腕白（淘氣、調皮搗蛋）、手腕家、辣腕家（精明有才幹的人）；胸部有度胸がある（膽大）、心臓が強い（厚臉皮）、心臓に毛が生えている（超級厚臉皮）；腹部表層則如，へそ曲がり（脾氣彆扭），內部則

3　譯註：以下譯者為使讀者能更了解特別保留原文，而在後方括弧內加註中文之意，以方便對照。

如，腹に一物がある（心裡有事沒說出來）、太っ腹（肚量大）、腹黒い（壞心眼）、腹が坐った（沈穩）腹が狭い（心胸狹窄）、腹が小さい（肚量小）；膽方面如，放胆な（大膽）、胆の小さい（膽小）、胆が坐わっている（有膽量）；腰部分有腰抜け（懦弱無力）、腰が低い（謙遜）、腰巾着（大人物的左右手、影子）；尻が軽い（動作敏捷）、尻が重い（動作遲緩）、尻ぬけ（沒有用）、けつの穴が小さい（度量小、小心眼）、金玉が小さいやつ（沒種）。這些詞彙皆無法直譯成外語（如甘え〔amae〕一詞無法在外語中找到可以對應的詞句的狀況一樣）。但關於腳方面的形容詞，除了馬鹿の大足（笨手笨腳）之外，就沒有了。或許是因為日本人的生活上並不輕易讓人看到自己的腳，所以用腳來形容個性的詞句不多。

用身體的部位來形容人個性的例子，從「皮肉」（諷刺）開始，身體內部的形容詞也不少。例如血液方面，血の気が多い（血氣旺盛）、血の巡りが悪い（血液循環不好，事物理解得很慢）；甚至用分泌物、排泄物來形容的如洟たらし（鼻涕鬼，年輕不懂事）、唾棄すべき（令人唾棄的）、くそまじめ（腦袋像大便一樣硬）；用骨頭來形容的如無骨な（沒骨氣）、骨のある（傲骨）、気骨のある（有骨氣）；神經方面則有無神経（沒神經）、神経過敏、神経質等。

除了以上所述用身體的各部位來描寫性格、氣質的辭彙，還有一些其他用來描寫人個性的辭彙，特別是用「氣」來描寫的詞彙特別多。例如，気が小さい（器量狹小）、気が大きい（氣量大）、気がつく（注意到）、気がつかない（沒注意到）、気が強い（剛強）、気が弱い（懦弱）、気が狭い（氣量狹窄）、勝気（好勝）、気性が激しい（性情激烈）、気立てがよい（氣質好）、気立てが悪い（氣質不好）、気が利く（機靈）、気が利かない（不機靈）、機取り屋（意氣風發）、気位の高い（品格高尚）、気軽な（態度輕鬆、一派悠閒）、気さくな（開放、活潑）、気概のある（有氣概）、気丈な（剛毅）、気紛れ（紛亂心情）、気前がいい（器量大、大方、慷慨）、気ままな（放縱）、気短い（容易生氣、脾氣不穩）、気難しい（難相處的）、気長い（冷靜沉著）、根気がある（有耐性）、移り気（不集中）、浮気（外遇）、呑気（悠閒的）、人気者（受歡迎的人）、気風がいい（風氣很好）、気が触れた（發瘋）、気違い（發瘋的）。

142

「氣」是中國思想中構成宇宙萬物的基本元素，是生命的原動力，因此中文本應與人的氣質有關而有許多形容人個性的辭彙才是，但除了「小氣」外，其他幾乎沒有看到。由此可知，在中文裡，並沒有像日文那樣詳細地用內臟、體液到像「氣」這樣的元素，來描寫人性格的情形存在。但必須注意的是，日文中的「氣」並不是僅指性格或氣質，而是指人的感情、心情（57），且是以人際關係的前提之下才存在的（54）。

【第六章】憂鬱症與自殺

I、憂鬱症的國際流行病學調查研究

在東京及台北住院患者所出現的症狀中，憂鬱症狀是第三種 144 徵候群。其表現在東京的患者中較為常見。（表五）憂鬱徵候群中包含的症狀有自殺意念、自殺企圖、憂鬱及自責等。不但精神疾病患者的症狀中顯示出高度的自殺率，且日本從以前就與德國、芬蘭、瑞士、奧地利、丹麥、匈牙利等歐陸諸國，並列為自殺率高的國家。這些國家的年自殺死亡率為每十萬人中十七人到三十四人，而日本的比率則曾經達到每十萬人中二十五人。另外，台灣、美國、法國算是中等自殺率的國家。年度自殺率約在每十萬人中十人到十六人的範圍中。但值得注意的是，1970年以降，台灣成為低自殺率國家（如同義大利、西班牙、荷蘭等國家）。

雖然不是說憂鬱症就等同於自殺，但憂鬱症的確是與自殺之間具有密切的關係。1980年代之後，當美國聖路易（St. Louis）大學推動流行病學研究（通稱為NIMH ECA Survey），台灣在 145 一開始便參與其中。台灣大學精神科的胡海國教授並將NIMH疾病診斷表（DIS）中文化，以DSM-III為診斷準則蒐集流行病學資料，以供進行跨國間之比較。本研究之結果呈現了各種精神疾病的終生盛行率，並有許多相關論文發表（58）。其中值得注目的是台灣的低度憂鬱症盛行率。台灣重鬱症（major depression）

的盛行率為1.14%，相對於美國的5.15%；輕鬱症（dysthymia）台灣則是1.66%，美國則為3.26%。尤有甚者，不論是何種精神疾病，台灣的盛行率都低於美國。

本研究結束之後，隨後的研究將比較的範圍擴大到更多國家，總計有加拿大、韓國、紐西蘭、波多黎各、台灣及美國等七個國家參加，就其蒐集到的資料進行比較（59）。有趣的發現是，台灣和韓國的憂鬱症盛行率較其他國家都低，而且台灣的盛行率要更低於韓國。台灣的重鬱症盛行率為0.94%（韓國3.31%），輕鬱症為1.42%（韓國2.41%）。盛行率最高的紐西蘭，重鬱症達12.6%，是台灣的十三・四倍。其輕鬱症達6.4%，也是台灣的四・五倍。另外，如果要進一步比較精神症狀之發生是否是因為攻擊性向內或向外程度之差別所致，由於必須就各國流行病學資料研究之結果加以說明，是極為複雜且困難的工作。

146

在此，針對台灣較少憂鬱症患者之特徵，就最近相關討論做一簡要說明（60）。台灣的傳統信仰是混合佛教和道教的民間信仰，道教思想極為關心人的本質、生命力、氣的充實對身體之育成；儒家思想所強調的則是個人的修養，要求抑制一己之感情。也因此一般人被要求在表達自己的感情時，更要學得壓抑。當身體因為壓力而引起種種身體症狀時，人們也不認為與情緒有關，而會認為是身體失去活力或陰陽失調所致。因此台灣人的身體化現象特別顯著，患者多認為自身之症狀是身體疾病之故，必須追本溯源。因而呈現了某種因文化因素而生的Alexithymia狀態。一般認為，台語與中文中，表達日常感情的語彙，特別是表達憂鬱心情的詞彙相對缺乏。

過去許多憂鬱症患者在中國大陸被診斷為神經衰弱，這種現象引起的國際論爭在學術圈中極為有名（61）。神經衰弱之診斷名稱雖在台灣精神醫學中並未被使用，但是在民間，尤其是中醫師中間已被廣泛使用。一般而言，有人認為身體化是憂鬱的表面現象，也有人認為身體化和憂鬱症是不同的疾病。這樣的想法，或許是立基於大家庭的家庭支持機制（family support system）高度發揮作用時，足以在某種程度上減輕憂鬱的嚴重度。而就算不 147 像傳統的大家庭一樣同財共居，但由於心理上還是彼此牽連，因而可以發揮同樣的家庭支持之功能。另外，憂鬱症的罹患率是否與各各民族的不同體質差異有所關連，目前仍有諸多疑問存在。截至目前為止，這問題仍沒有確切的結論。

在東京與台北的住院患者之比較中（表5），可以看到憂鬱徵候中的「自責」，在日本人身上特別容易發生。在憂鬱症患者常可以發現的罪惡感現象，在日本與歐洲各國間也約略相當（62）。然而，如果以台灣的憂鬱症患者與之相比較時，罪惡感的表現，或許將不及兩者如許明顯。

II、台灣人面對家人死亡與哀慟反應（63）

人生必須面對許多苦痛的經驗，其中最讓人感到悲傷的或許就是與親人分離。老年生活堪稱不易，因此對於壽終正寢之人我們都衷心祝福其人生圓滿落幕；然而，若是英年早逝，不論是對本人或是對其家庭來說，都是莫大的不幸。死亡原因中，疾病與 148 災害、交通事故是兩類。疾病之中，癌症對於生命的威脅可說是最具代表性的。但意外事故死亡帶給家人的衝擊更大，引發激烈的反應即使經過良久，也常常都還無法恢復。哀傷反應長期持續而慢性化之後，轉而產生憂鬱反應。這類例子在臨床上屢見不鮮。

台灣的社會和其他文化共通之處在於對死後之信仰。台灣人相信要是沒有在自己家裡死亡，靈魂就無法安然登天，因此不喜歡死在醫院中。家屬一旦接到臨終通知，就會急著將患者帶回自己家中，為此甚至還會準備可攜式人工呼吸器。由於意外事故，而無法死在自己家中的情況甚多，在這樣的情況下，死者的靈魂將無法返回家中。許多原住民也抱持著同樣的看法，認為無主的靈魂只能無止無盡地漂流在陽界與陰界交接處。此外，長年以來台灣因機車事故死亡的案例非常多。家人們由於相信死者的靈魂無法返回家中，所以聽說相當容易地會同意將死者的遺體捐贈出去。

在台灣的社會裡，「死」與「葬」都是家人與整個家族的事。告知患者罹患癌症，相當於做出最初的死亡宣告，因此也與整個患者家族具有直接關係。因此當1960年代到1970年代間，149 美國社會原先醫師不會告知癌症患者之情況產生一百八十度大轉向，而傾向直接對患者進行告知之轉變，在台灣社會中並沒有發生。在台灣，告知重症患者病情與否，可說幾乎都由家人全權決定。受到現代都市生活所影響的人，特別是年輕人，一般都能夠接受直接者告知本人病情；不過整體上而言，家人們還是會認為不要告訴患者病情真相，才是一種對病人的體貼。隨著病情持續發展，病患自己多少有所警覺，但家人又希望患者不要察覺自己病情的嚴重性，因此就呈現了家人與病患之間的拉鋸狀態。可說，台灣人習慣將嚴重的病情與死亡的悲傷排除於意識之外，而努力地維持家族內的平靜。

關於癌症告知與否的問題，在二十年多年前也有一個例子：當時一位基礎醫學科的醫師同仁因腹腔內惡性淋巴腫瘤入院，患者家人即要求要讓患者以為自己得的是胃潰瘍，而隱瞞病情的真相。而由於家屬這樣的要求，因此雖然患者是筆者的同事，也只好控制自己，盡量不去病房探病，而只以信件鼓勵之。經過四個月，隨著病況愈來愈惡化，患者本人也漸漸感到自己應該是罹患了癌症，而怒氣沖沖地責問主治醫師。在最後的一個月，患者還是沒有辦法將其龐大的研究資料及其他事務處理完成。關於這件事，主治醫師受到院長的斥責，而對筆者則偷偷地說：「基礎醫學科醫師因為缺乏臨床經驗，因此較遲才能察覺到自己所得的是癌症。」這個教訓讓筆者看清，是否告知癌症是必須依照各別的情形來判斷的。

150

根據某項統計顯示，目前大醫院會告知病患癌症名稱及治療方法者最近已經上升到了90%；有80%會告知患者抗癌劑的副作用，然而卻只有50%的病患會被告知關於個人的痊癒機率或是可活年數。僅接受以空泛的統計數字對其說明病情的患者，由於無法預測自己的病情發展，反而容易助長患者的恐懼。因此常表示對醫療人員的說明內容非常不滿。現在台灣的家庭對於癌症的告知態度因人而異，許多仍然基於保護患者的立場，互相串通演戲。就算是患者自己已經開始對家人們產生懷疑，根據觀察到的相關狀況判斷出自己的病況，家人們也仍絕對不直接把「癌症」兩個字說出口。大抵上患者都是到最後一刻，才會確定自己得了什麼疾病。

臨床上的現況是，癌症患者及其家人除了安眠劑及抗憂鬱劑外，很少主動要求進行精神科照會。此外，主治醫生更是幾乎完全不會積極地尋求精神科療法。不希望告知病患情況的家人們，也不太會請精神科醫師或是神父來對患者進行「人生道理」的討論。過去筆者曾有許多機會接近癌症病患，這些癌症病患也只有在自己認為必要的時候，才會請主治醫師或是麻醉科醫師來做處理。1994年台大醫院設立腫瘤科病房（oncology ward）時，也同時開始精神科的協同照會照顧。當時每週在病房內都舉行「心理、社會研討會」，參加成員包括所有的醫療人員。但由於人手不足，幾年後參與程度便愈來愈差，到現在連協同照會照顧計畫也已中止。另外如緩和照護病房，也很少邀請精神科照會團隊加入制訂相關之安寧照顧計畫。像這樣完全由家人來決定、影響有關死亡的問題，應該是台灣民眾仍不認為生死相關問題屬於醫療的一部分，對於醫療的認識仍有落差之故。

151

雖然目前對癌症的看法有逐漸趨於樂觀，認為不一定是絕對致命之疾病，但在台灣發現癌症後的五年存活率仍只有40%。美國癌症的五年存活率達到60%，日本也約略相當。台灣的存活率之所以較低，可能是醫療技術較不發達，也可能是癌症的早期發現不足……事實上應該是兩個因素都有。然而以因癌症死亡的人數來看，日本一年為二十六萬人（1996年）而台灣為三萬人（2002年）。考慮人口數比率日本是台灣的六倍，這樣的現象清楚地顯示出日本癌症發病率相當高，平均三人中就有一人因為癌症而死亡；台灣則是平均四人內有一人因癌症死亡。這也有可能是因為日本的人口組成愈來愈趨高齡化的結果。根據我們的觀察，對於是否告知患者病情這件事過於猶豫，有可能會使癌症的治療延遲。看到沒有被告知的病患樂觀、平靜的心情，家人們也很難強迫其進行辛苦的癌症治療，結果反而造成存活率的下降。

152

比較文化研究中的傷慟反應，包含了激烈的痛哭、意識錯亂、幻聽、幻視（看到死者）等感情及行為表現。我們社會中所謂的孝女（filial daughter），即是傳統上在葬禮時，由死者的女兒及媳婦，用大聲呼號、呼喚死者姓名的方式，來弔慰死者靈魂；之後也有許多是僱用「職業孝女」來代替死者的女兒及媳婦演出上述的角色。即使到現在，也有一些地方仍保留著這樣的風俗習慣，甚至連電視有時也會將其視為奇珍異聞而加以特別報導。傳統送葬的景象下，孝女們不停哭泣，而雇來哭喪的職業孝女也誇張地表現哭腔演技，死別的悲傷以及葬禮的儀式在社區及大家族之間共同進行著。然而近年來，這樣在社區之中進行的傷慟儀式急速消失，這或許是因為在何種社會，死後的處理與葬禮的進行都漸趨公式化的緣故。例如，以往在葬禮時，即使是長久沒有聯絡的遠親也都會一一前來致意，不少時候會產生讓喪家感到困擾的情形。另外，傳統上隨處可見的風俗中，也包括在葬禮時，禮堂的周圍都會豎立著巨大的音響，旁邊由樂隊彈奏著喪樂。在葬禮結束後，大群的家屬更由樂隊帶頭繞著街道遊行。然而，像這樣的風俗習慣，都已隨著死亡的悲傷不再是整個社區之事而漸漸地消失無蹤。

153

臨床上，若是沒有家屬的同意，醫師很難告訴患者罹患癌症的實情。基本上以近親、家族的意見為優先考量，因為即使是醫師也無法立刻知道患者家屬彼此之間關係之深淺及範圍，也不可能明確知道家族中誰相信風水、害怕鬼魂、相信有死後的世界等等。患者的信賴感與醫師的職業道德，在討論癌症相關議題或更深入是否直接告知之時，必須納入考量之中。此外，文化背景下產生的個別差異也不容忽視。猶有甚者，更需注意的是，因死亡而來的傷慟反應，已漸漸地不再是某種社區事務此一事實。

III、自殺作為一種疾病

154 日本的家庭關係中，和外國比較起來較為特殊的是親子協同自殺的現象；但近年來卻幾乎沒有聽到這樣的例子。為何近年來親子協同自殺的現象會大量減少呢？查閱文獻，卻沒有任何論及其原因的論文，這實在令人感到不可思議。自殺做為人類異常行為的一種，是精神症狀比較性研究的重要研究議題之一。然而不論是哪一個國家，都很難清楚了解自殺的全貌。尤有甚者，政府的關於自殺之官方統計也未必全然可信。一個一般性的問題是，自殺死亡或意外死亡之區分會受到檢察官的態度及看法之影響。因此，單單根據官方數字做研究仍有不少爭議存在。筆者過去曾於家庭精神醫學發表過相關論文（64），在此就有關親子協同自殺的部分，簡要地加以說明。

筆者嘗試就日台兩國的新聞報導加以比較。用來比較自殺案例一般傾向的報紙，為報導較多社會新聞的東京A報與台北L報。取樣時間A報是從1975年十月到1976年九月，在這一年間，A報所報導的自殺案件有255件（291人）；而L報的取樣時間則是從1969年一月到1971年十二月，在這三年間L報所報導的自殺案件共有343件（364人）。當然以這樣的資料並不能以155 流行病學的觀點去對之進行論述，但可以就兩者之間的自殺型態之差異進行比較。

如表七所示，自殺型態包括個人自殺、多人自殺（協同自殺）、他殺—自殺（被強迫的雙重自殺）三種；而自殺人數分布

156

方面，兩國間差距相當大。個人自殺A報有144件（144人），占自殺總人數49.5%；而L報有290件（290人），占自殺總人數的79.7%。多人自殺或是協同自殺之參加者，大多為情侶或是夫妻。在這個範疇中，原則上包括相互同意的自殺；行動上屬於被動的那一方，我們稱之為被害者。A報中，多人自殺36件（72人），占全體自殺總數之24.7%；L報則為20件（41人），占全體自殺總數之11.3%，比率很低。由此可明顯看出日本的多人自殺率比台灣高出許多，而且日本的多人自殺案件72人中有46人為夫妻（23件），但台灣的多人自殺案件41人中，沒有任何一對有夫妻關係存在，主要是情侶或是與家人以外的人的共同自殺。

若是以舉家自殺及親子協同自殺當做被強迫的協同自殺（他殺一自殺）之分類來看，A報有75件。推定為被強迫的協同自殺之主動自殺者75人中，有13人是父親，45人是母親，合計58人，他們強制其子女隨同他們去死。被強迫的協同自殺占全體自殺總數的25.8%，受害者高達121名，其中母子共同自殺占壓倒性的多數。相較之下，L報所報導的33件被強迫的協同自殺，則只占自殺總數的9.1%。其中母子共同自殺有6件，而父子共同自殺的案件則一例也無。

表七　日台兩國自殺型態的差異

	日本（1974-75 A報）			台灣（1969-71 L報）		
	男性	女性	合計	男性	女性	合計
個人自殺						
件數			144			290
人數	100	44	144（49.5%）	146	144	290（79.7%）
多人自殺（協同自殺）						
件數			36			20
人數	34	38	72（24.7%）	17	24	41（11.3%）
（夫妻協同自殺）			（46）			（0）
被害者數			32			0
他殺-自殺（被強迫的雙重自殺）						
件數			75			33
人數	27	48	75（25.8%）	23	10	33（9.1%）
（親子協同自殺）	（13）	（45）	（58）	（0）	（6）	（6）
被害者數	47	74	121	36	14	50
自殺總數						
件數			255			343
人數	161	130	291（100%）	186	178	364（100.1%）
被害者數			153			50

就自殺型態的比較來看，日本報導的自殺案件中，一半以上是協同自殺或是被強迫的協同自殺，而台灣的此類案件不過20%。可以看出，兩國的報紙傳達出完全不同的自殺印象。雖也有可能是因為A報把協同自殺等當作是特殊事件，刻意加以報導，所以協同自殺的比率才會較高。但事實上對於日本夫妻或是親子協同自殺的案例特別多這現象，一般均認為確實存在，沒有

157

特別異議。另外，在親子協同自殺的情形，尤其是母親帶著小孩一起自殺的情況大多是經濟問題、本人或是家人的身體疾病、夫妻不和等原因。而且一般在自殺前都會口頭表達或是在遺書中寫著「我已經什麼都沒辦法做了」、「是我的錯」、「對大家很抱歉」等言語。而帶著小孩一起尋死時則會留下「因為留下小孩太可憐了，所以帶著他一起走」、「不想造成別人的困擾」等說法以表明心境。我們在這樣的案例中，可以體會到母親們因為家事以及養育小孩太過疲累，確有進而產生神經衰弱傾向之可能。

這樣的心情的確是憂鬱、陷入絕境的狀態。母親年紀尚輕，核心家庭的社會結構導致家中沒有可以商量事情的長輩，被孤立在母子兩人相互依靠的狹隘關係中。這樣的情況就文化的意義而言，就是母親的主體性無法確立，母子在人格上無法明確劃分，而使母子形成共生共死的關係。這也同時部分說明了，何以子女成為母親的附屬品。另外必須注意的是，全家一起自殺、父子共同自殺、或是父親攜子女與自己年老的母親共赴黃泉的案例，在其他文化並沒有看到類似的情形。換言之，在日本的社會中，當家庭內有了問題，父母雙方或是一方，對此既強烈地覺得是自己的責任，又覺得家裡的問題必須要在家庭內部自尋解決之道，家裡的問題不能帶到家庭外面。在日本，對於共同生活的家庭成員的行動，雙親必須負完全之責任，也因而是這些責任所造成的後果之最後承擔者。由於家庭與外界的界線十分明確，因而家庭之責任無法轉移至外界社會。例如「不想要造成他人的困擾」這類利他想法，從而導致「家裡的事情，不想造成社會上的麻煩」，進而將社會與家庭區分，而使得家庭成為一個孤立的主體。這樣的觀念，恐怕已經形成社會規範的一部分，而深深地影響日本廣

158

大民眾。

L報所記載的六例母子協同自殺中，就動機來看，大抵為夫妻不和、離婚、老公在外面有女人、和老公激烈的口角等等。而母親若是帶著孩子一起尋死時，都明顯地是在一氣之下，為了報復丈夫及婆家的行為。這樣的類型是筆者在台北的自殺預防中心所看到的一般情形（65），像是日本那樣母親「都是我不好，對不起大家」的想法並不存在。在台北所看到的這些案例，都不是因 159 為與社會隔絕的孤立親子關係，也不是因為核心家族的社會結構而使母子產生共生共死的聯繫，而是為了報復丈夫，使丈夫痛苦一輩子的行為。

根據以上的比較，可知日本的親子協同自殺有下列兩點值得注意。第一，父母會帶著孩子一起尋死，是因為無法留孩子單獨在世上，和自殺的原因無關。此外，因為日本人認為家庭的問題不能帶到家庭外面，傾向將家庭與社會區分開來。一方面不忍心讓孩子單獨留在艱苦的世界上，一方面又不願意造成別人的困擾，因此帶著孩子一起步入黃泉，想要一次解決掉所有的問題。「要死就一起死」這句話，即含有獲得自由、解放的意義。另外一種類型則是陷入絕望的父母親，其抑鬱、怨恨的心情無法對外發洩，其破壞性衝動轉而向內而直接產生自殺行為。這和台北的案例中，母親因為怨恨丈夫，為了報復丈夫而一氣之下所做的自殺行為本質上有所不同。因此可說，日本個案之破壞性衝動主要往內再投射，因而產生自殘、受虐之傾向（masochistic）。不可以把家裡面的複雜事務帶到家庭外面，是日本個案之特徵。這可 160 說是一般日本人際關係及家庭關係的共通之處。現代社會由於逐漸核心家庭化，大家庭也日漸崩壞，家族關係漸趨薄弱。因此如果家庭陷入絕望狀態時，或許常常都無法得到父母親戚或是知心朋友的幫助，復因為「不想造成別人的困擾」的想法，更拒絕其他可能的協助。在此情況之下，日本家庭將範圍限定在共同生活的家人之中，被區分為外人者，因而無從介入。

這樣的情況和台灣人的家族意識差異甚大。台灣人不論是不是核心家庭，只要廣泛說來稱得上親戚或具有血緣關係者，和家族內的成員所具有的依賴關係約略相同。例如兄弟姐妹即使結了婚，住在不同地方，也很少人在婚後會強烈地區分自己的家庭與原生家庭，而仍然維持著婚前的兄弟姐妹關係，只是居住地的距離拉長而已，絲毫沒有影響彼此之間的關係。換句話說，台灣人依舊維持著大家庭的親族關係，只是隨著時代變遷，而有些微的調整而已。祖父母、伯叔、姑姨媽往往成為雙親之代理人，很容易便能成為依存的對象。另外如家中的年輕人要出外求學或是離家找工作時，常常也會拜託親戚幫忙，借住在親戚家等。遇到這種情形，除非家中是因為空間所限，否則親戚們一般來說都不會反對。

161

若是沒有親戚時，拜託知心朋友讓子女借住也都是有可能的。這種傾向，由於含有經濟考量在內，因此在低收入的家庭較常看到。而就是因為台灣有這樣的情形存在，使得我們以往蒐集到的流行病學研究資料，即因為這種情況，而使家庭成員組成變得極為複雜。在這類型的家庭中，可能家中成員不在，但卻收留了親戚或朋友。如此讓我們難以判斷其究竟是大家庭，還是核心家庭。結果是這些家族成員結構的相關資料，無法用電腦加以分析處理。

當然這樣的情形，是否只是因為社會經濟生活而產生的暫時性現象並無法確定。也有人認為，這是整個家族對於家族內的所有成員所進行的合理資源分配與活用。也可以看作是台灣人的家族意識的範圍極為廣泛之表現。因此當台灣人的家裡發生問題的時候，就變得不只是自己家的事而已了，很容易擴及到相關親戚之間。親戚們也可以自由地對其他親戚家裡的問題提出自己的意見。由此可見，台灣人的家族意識在觀念上超越了單純的血緣關係而延展擴大。而即使在朋友間，若是成為知心好友時，彼此的關係就會像是兄弟姐妹一樣親近，甚至孩子們之間也都會以兄弟姐妹互稱，一點都不會感到不自在。

例如有一次筆者母親好友的小孩突然來訪，就自稱「我是你們的親戚某某某」，還用「哥哥」的暱稱稱呼筆者。這樣認父母的好朋友做乾爸爸、乾媽媽，或是父母本身將好友的小孩認做自己的乾兒子、乾女兒等情形亦常見。如此將家族關係擴大，連知己都當作是家中的一份子，可以說是「世界一家」、「世界大同」等中國傳統思想在現實生活中的的實踐。在這樣的情況下，雖然家庭並不會被孤立在狹小的框架下，但家庭與外界之間也相對缺乏明顯的界限，因此多少會造成隱私權上之不便；但是在預防家庭危機，或是為了能夠有效解決家中問題，這確實是重要原則。如果要和日本人做對照時，當然不能只是拿台灣這樣特殊的家族關係，作為外國人的代表而進行比較，只是當作探討親子協同自殺這個議題時的參考點而已。

162

直接對於家庭中的彼此依賴關係作探討的，有土居健郎的《論日本人的「甘え」心理》(57)，這裡礙於篇幅，無法引用土居先生的深入分析，而先就「甘え」這個概念，在日本人的日常生活中所影響的範圍及程度作探討。特別是在家庭關係，尤其是母子之間的「甘え」，也會廣泛地擴展到學校、工作場所及社會，但其表現僅限於知己之間，其界限極為清楚，絕不會擴及到不認識的人。如果是完全不認識的人，別說是撒嬌，連擔心、顧慮、困擾等都會迅速地以心理機轉加以處理，彷彿未曾存在。「甘え」這個詞彙在其他國家都沒有意思相當的字彙，就日本人的角度，「甘え」的內容包含了許多難解、微妙的心理，在必要的場合以 163 複雜的方式出現。日本人並不是無意識、隨便地「甘える」，雖然大部分是意識明確下的行為，但也有因為強烈的下意識所產生的行為。如果就下意識的部分來說，「甘える」是一種依賴的感覺，包含或許會造成人家的困擾，或許有些顧慮，或許會受到批評，或許會受到拒絕等等的感覺。所以「甘える」大概是要像「承你所言」，必須要取得對方的同意才行。如果隨便的「甘える」，日本人大多下意識地認為會被責怪「太隨便了」，而認為不應該這樣做。結果，可以輕鬆的「甘え」的對象變得只限於家族內成員而無法對外。其行使範圍本質上反映了家族關係，其深處是母親與小孩間關係的延長。這就是為什麼有人說日本的社會、人際關係沉重地令人感到窒息的緣故。

關於談到親子協同自殺的問題，事實到了想要自殺心情的父母親，似不能獲得求助於有著複雜微妙「甘え」關係的日本社會。想要到自殺來解決的問題，應該是在社會上或是人際關係中，找不到可以幫忙的出口，走投無路之下，才到達這個地步。這種將自己完全孤立於社會之外，就像是把「甘え」的範圍縮小到只限於母子關係之最小單位，這樣的原型在症候學上稱之為退 164 縮現象。而孩子們也像父母親一樣，認為在這個社會、人際關係中不可以「甘え」。從這裡我們可以看出，在親子協同自殺的情形，除了說是因為父母的主體性沒有確立，或是親子之間存在著過多的依賴關係，更應該注意的是家庭整體對於社會抱持著怎樣的看法，可能這才是親子協同自殺原因的關鍵。

附帶說明的是，或許有些人會認為應該將舉家自殺與親子協同自殺列入他殺－自殺之範疇中，特別是在母子協同自殺的狀況。在外國若是發生母子協同自殺而母親活下來的事件時，母親將會被以殺人罪起訴定罪。然而如果把母親和小孩看作是一體未分離時，不論是母親或是周圍的人，都無法認同將這樣母子協同自殺看作是殺人行為，都還是會覺得母親的行為是情有可原的。

沒有「甘える」這樣詞彙的台灣社會，家族意識從血緣關係開始延伸，擴及到連知己都可以准用親戚的稱呼，人際關係較易形成，也很少產生家族與社會隔絕，甚至與社會尖銳對立的情形，自然也不容易想像會有親子在社會上產生孤立無援的狀況。另一方面，西洋的社會強調個人主體性以及社會性，雖然一樣沒有「甘える」這樣的詞彙，其親子關係也沒有孤立無援地獨立於社會之外，但也不像是東亞細亞的國家那樣，將家族依賴關係延伸為社會依賴關係。事實上在東亞細亞的社會中，長久以來都強調這種血緣之間的彼此依賴關係，只是不知什麼時候開始，日本將這種血緣的聯繫侷限在親子間，而使得家庭與親族間產生隔閡。

165

簡要論及親子協同自殺的比較結果時，在日本方面，日本人強烈認為家裡的問題要在家裡解決，不能帶給社會上的人麻煩。帶著小孩一同尋死，是不希望將別人牽扯進自己的麻煩中。當然也有一部分的親子協同自殺的情形是想要「吾等就這樣一起死」，反應出某種惹起對方道德自虐感（moral masochism），即心底深處希望依賴卻無法去依賴的對象表示怨恨，而企圖使依賴的對象心裡充滿著罪惡感。然而談到親子協同自殺的主要原因，還是因為這些父母將問題放在自己心裡，像是神經衰弱般地苦惱，覺得什麼都沒辦法改變而只好放棄一切，最後終於走上絕路。而這種親子協同自殺的被害者完全都是小孩，很少有家裡以外的人，這應該是和日本人根深蒂固地認為，養育小孩完全是父母的責任這種概念有很大的關係。關於這方面，已有許多研究日本育兒模式的學者提出相關看法。這些學者提出即使小孩長大，但父母仍然需要為孩子在社會上的行為負責；而受到父母這樣的態度影響，小孩即使經濟獨立、成家立業後，也都會努力地自己解決家裡的問題，而不讓父母操心。

166

相比之下，台北較沒有舉家自殺的傾向，也很少夫妻一同尋死的例子。而被強迫的協同自殺中，除了少數是母親帶著孩子一起尋死之外，大部分的對象都是家族以外的人，用自殺的方法來表露自身的憤怒。人際間情感糾葛不僅僅止於家庭之中，自殺的場所常常也不在家裡，一起自殺的人更不限於是家庭成員，與日本的自殺行為模式相當不同。或許是因為台灣人與外界接觸頻繁，所以生活上很容易和家庭以外的人發生問題。例如多人自殺中，以殉情或是丈夫與情婦一起尋死為主；而被強迫的協同自殺中，受害者除了自己的小孩之外，還包括岳父母、前夫的小孩、丈夫的愛人，並不限於家庭成員。這顯示出，上述問題並不只是家庭問題。

母子協同自殺委實是件相當令人感到悲慟的事。對於被牽連同赴黃泉的小孩，也實在讓人萬般不忍。或許要預防舉家自殺或是親子自殺，優先要做的是讓母親能確定自我的主體性。然而主

167 體性確立的理論，大多是基於歐美的現代精神醫學及心理衛生的研究所生，很難與亞洲人的母親角色結合。另外，如果不考慮文化背景與社會規範，便無法談得上預防自殺。此外，由於台灣人的家族意識範圍較廣，家庭裡的問題常常會拜託親戚朋友幫忙，從別人那裡得到許多援助。所以要論及台灣人的家族意識，並沒有那麼簡單。親子協同自殺與文化背景的關係，實在是特別地讓人感到興趣，因為這兩者間存在著非常複雜的交互關係，無法單純一刀兩斷。在台灣的社會中，當有家庭陷入困難時，周圍的人都會很快地發現，紛紛來幫忙處理家中的問題，每個人都會提出各式各樣的解決方法。像這樣的情形，如果不是人們對於其他人的問題都抱持著關心的態度，即使人家沒有開口也會主動幫忙，而即使是家裡不體面的事情，拿出來跟大家商量大家也不會介意的話，別人也不會做到這個程度吧。

以上的討論已經是二十年前的事了。經過這些年來，親子協同自殺這樣的字眼，已經像是從未存在過一般，被人們所遺忘。如果說親子協同自殺是存在於特定的文化背景下的話，那麼這 168 二、三十年來，日本的家庭生活產生了很大的改變。不論在任何一個國家，自殺率都與社會、經濟狀況有很大的關係。而在家庭關係中，如果是因為母子關係的改變，使得親子協同自殺率急速下降，那麼其改變究竟為何？這是我們必須加以說明的。

【後記】台灣精神醫學之路

I、中脩三精神科教室

許多戰前在台灣接受過醫學教育的前輩們，戰後在日本各地 170
仍相當活躍，尤其是九州與沖繩一帶的醫師相當多。例如琉球大學醫學部精神保健學教室的石津宏先生之父親，乃台北醫學專門學校畢業後，在台中開設婦產科診所，那一段時間石津先生出生、成長，因此好幾次都回來台中老家探訪。而1995年六月之「台灣大學醫院百週年紀念大會」時，石津宏先生亦贈與筆者《憶恩師中脩三》一書（66）。透過此書內中脩三教授之同事及學生的文章，我們將可以清楚地刻劃出中脩三教授擔任台北帝國大學教授時的模樣。

戰後，中脩三教授應其台灣子弟邀請，曾好意地數度來台訪問，還在學會內做了演講，因此對於中教授的事蹟筆者多少有點認識。但透過《憶恩師中脩三》一書，可以更加詳細地了解中教授的事蹟與經歷。中教授於戰爭一結束，於昭和二十年（1945年）八月三十日即搭載軍機返回日本，留下黑澤良介繼續在台執 171
教，一直到1946年十二月為止。而筆者就讀於台灣大學醫學院唸精神科學時，是在1947年林宗義回台任教的時候。因此，接受過黑澤良介指導的學生，也只有戰後的醫學院第一期學生而已。

大戰剛結束的台大醫院設備非常糟糕，漏雨很嚴重。當病患來求診時，常常可以看到護士在後方撐著傘幫醫師擋雨的畫面。當時舊精神科大樓二樓有二十三張病床，地下室內也還有一些戰前所使用的病房，而一樓的研究室完全不見天日，相當陰暗潮濕，散落著戰前的舊病歷、雜誌、論文、破損的實驗器具。雖然這個時期的台灣精神醫學被形容為「完全空白」(67)，但不可忽視的是殘留的資料中，包括彌足珍貴的數千本住院及門診患者的診察紀錄。除此之外，還包括昭和十四年開始的入院患者名簿、出院患者登記簿、各種研究論文、《心理と医学》雜誌等等(68)。這些珍貴的資料現在都受到筆者盡力地妥善保管，好好地存放在筆者的研究室中。而其中一部分也已在台灣大學醫院百週年紀念集中整理出來(69)。

1996年十二月，是戰後台灣大學醫院精神科的五十週年紀念。當時筆者在出版的紀念集中(70)，整理統計「昭和十四年出院患者登記簿」。將昭和十四年（1939年）到二十年（1945年）

172

七年間入院治療的780名患者做成一覽表（表8），重新彙整中教授及其精神科教室的診療成果。登記簿的第一號患者為日本人，女性，於昭和十四年五月二十七日因緊張病而住院。六月九日出院，出院時狀態穩定，主治醫師為加藤醫師。關於台北帝國大學精神科初期建立時的情況，可以知道的是，中教授於昭和十四年一月升任為台北帝國大學教授，就任六個月後，開設精神科患者之住院病房。而記載入院患者姓名的工作，則由護理長擔任。同年四月，奧村二吉以助教授之身分來台北帝國大學赴任。昭和十六年五月，渡辺元以助手身分來台。根據渡辺元的說法(66)，當時「病房為半地下室的狀態，是個排滿病床的大房間……之後才興建鋼筋水泥的高層建築，先是旁邊的沢田內科搬過去，後來精

表八 昭和14年（1939）到昭和20年（1945）七年間
台北帝國大學附屬醫院精神科入院患者狀況

	昭和年度							日、台籍別、性別				
出院時之診斷＊	14	15	16	17	18	19	20	日男	日女	台男	台女	合計
精神分裂病	11	16	13	25	46	21	13	53	46	31	15	145
類精神分裂病反應	—	2	4	2	4	4	—	4	7	4	1	16
躁病	—	3	2	3	4	8	5	8	8	4	5	25
憂鬱病	3	5	2	5	14	4	2	16	14	3	2	35
憂鬱症（含反應性、初老期、老人性）	1	7	4	8	5	14	2	23	9	4	5	41
偏執狂（含敏感性關係妄想）	1	—	1	—	—	1	—	1	1	1	—	3
其他精神病（含老人性、妄想性癡呆）	1	1	5	1	2	3	2	3	9	2	1	15
心因性反應（含反應症）	—	4	3	3	5	4	—	3	11	5	—	19
神經症（含強迫、心悸、腦震盪後）	—	1	3	4	10	7	3	17	5	6	—	28
歇斯底里	3	7	15	21	18	16	4	11	36	7	30	84
神經衰弱	—	—	1	2	2	9	6	10	5	5	—	20
神經質	—	4	2	1	—	—	—	4	1	2	—	7
生理異常症（頭痛等）	1	—	2	1	1	1	—	5	—	1	—	6
精神分裂病質	—	1	—	—	—	—	—	—	—	1	—	1
變質者	—	—	—	1	1	—	—	2	—	—	—	2
症候性精神病	—	—	2	4	—	2	—	3	3	1	1	8
進行麻痺	6	11	16	10	22	17	4	47	11	23	5	86
腦、神經梅毒(含先天性）	10	3	2	3	2	7	—	17	1	7	2	27
酒精中毒	2	2	3	2	4	5	1	18	—	1	—	19
藥物中毒	—	—	1	3	6	4	2	9	4	2	1	16
神經系疾患（含腦出血、腦水腫）	8	5	5	3	9	17	5	25	13	12	2	52
癲癇	2	12	7	8	9	12	3	24	12	15	2	53
腦炎（含腦膜炎）	—	—	—	3	3	1	—	6	—	—	1	7
低能	3	—	—	1	1	—	1	4	—	1	1	6
精神鑑定	—	—	—	1	—	—	—	1	—	—	—	1
其他身體疾病	—	—	—	1	3	5	—	5	1	3	—	9
無診斷	4	7	4	4	6	24	—	19	9	17	4	49
合計	56	91	97	120	177	186	53	338	206	158	78	780

＊：依原記載

神科也搬過去。從此病房設在二樓，而因為窗戶沒有鐵欄杆，所以有六名患者從二樓跳下去，其中一名死亡……治療的方法大多都是電痙攣治療。其結果在昭和十七年，於東京的日本精神神經學會總會中發表……戰時有一些藥物很不夠用，尤其是奎寧特別不足，胰島素也供應不足，亦沒有辦法進行胰島素休克療法（insulin shock treatment）……。」

表八所示為這780位患者於出院時的診斷名稱、年度、日台籍別及性別一覽表。昭和十四年的出院患者為56人，之後逐年增加，到昭和十九年，達到最高人數之186人，但終戰的昭和二十年又急速減少至53人。最後一位患者為患有腦腫瘍的台灣男性，於昭和二十年五月三十一日出院。也約莫正是在這一段期間，台大醫院受到美軍的炸彈攻擊，部分毀損嚴重，因此全院疏散至大溪。另一方面，表中的診斷名稱及疾病種類，對我們來說，都相當感到懷念。當時的精神分裂病亞型（依原記載）大多為緊張型及青春型，與精神分裂病樣反應（schizophrenic reaction）合計共161人（20.6%），人數令人意外地少。而特別引人注意的是進行性麻痺（progressive paralysis，第三期腦性梅毒）患者有86名（11%）。由於當時台北市的居民，一半以上都為日本人，所以表中可見日本患者較多，且男性患者人數壓倒性地高過女性。雖然不具有統計上的意義，但在病患人數上，日本人男性高達388人（43%），台灣籍女性則僅有78人（10%），差距頗大。而酒精中毒的患者則全為日本男性，是一項值得注意的特徵。從這樣的數字，大概可以讓我們想像得到戰前台大醫院精神科的規模。可見在戰前台灣醫學發展五十年間的最後七年中，近代精神醫學已有相當的發展，這點是我們不能或忘的。

174

雖說有人認為戰前中教授主持的精神科醫局成員中有許多是以完成博士論文為目的研究人員，但事實上並不是如此。在前述出院登記簿中所記載的醫師名字，依年代順序為加藤（昭和十四～十五年）、奧村（二吉，昭和十四～十六年）、井上（昭和十五年）、八木（俊一，昭和十五～十六年）、渡辺（元，昭和十六～十九年）、日高（昭和十七～二十年）、永野（昭和十七～二十年）、黑沢（良介，昭和十八～十九年）、中（脩三，昭和十九～二十年）、何（開治，昭和二十年）等等。

戰時，有許多醫師被徵召入伍。例如新福尚武在昭和十四年初夏才剛來台赴任擔任講師，馬上就被徵召到台南擔任軍醫。曾擔任醫局長的中本，以及同部門的池田、上野的名字，倒是並未出現在上述的出院登記簿中。

根據記載，中教授於大正十五年進入九州帝大精神科，從事神經病理學研究。昭和九年，中教授初次來台，擔任台灣總督府精神病院（養神院）醫長（醫務主任）兼台北醫學專門學校教授（大正八年設立），昭和十二年成為台北醫學專門學校的正教授。同年以台灣總督府在外研究員的身分前往德國、英國、法國留學。這一年半的時間，由米山達雄代理科主任之職位。戰爭結束時，中教授四十四歲，隔年返回母校九州大學。在台灣時，中教授主要繼續進行腦神經化學的相關實驗，涵蓋範圍包括熱帶醫學、社會精神醫學、高砂族（原住民）精神醫學研究等，其臨床研究的範圍堪稱廣闊。中教授的個性勤勉、灑脫，興趣廣泛，包括音樂、繪畫等等，是個相當活潑的人。在返回九州大學教書十二年之後，繼續到昭和四十一年為止，有八年的時間在大阪市立大學執教。中教授除對於國內外的心理衛生、兒童養護、身心殘障人士的教育、社會精神醫學等領域都有相當貢獻外，也持續對門診病患進行臨床診療。

中教授在昭和五十八年六月擔任第十次國際社會精神醫學會會長，這應該可以視為其晚年事業的高峰。昭和六十三年二月，也就是中教授逝世的前年秋天，我們發現由家屬陪伴著的中教授，呆呆地佇立在台大醫院精神科的候診室。當時，中教授大腦退化的情形已經相當嚴重，完全無法認得我們。會在人生中的最後一個階段來到台大醫院，我想或許是中教授難忘年輕時在台灣度過的十一個年月，而以這種遊子望鄉的心情，為了回首過去，而再回到生命中的第二故鄉—台灣吧！

176

II、戰前與戰後的台灣精神病院

1895年，台灣最早的公立醫院「大日本台灣病院」設立於台北城外大稻埕的千秋街。1898年時改名為「台灣總督府台北醫院」並遷址至台北市明石町，這就是後來的台大醫院之前身。1899年，總督府在台北開設台灣總督府醫學校，成為台灣人子弟接受醫學教育的濫觴。同年，台北萬華的養濟院也財團法人化，成為兼具養老院及精神養護所兩種功能的台北仁濟院。1901年，東京帝國大學的吳秀三教授與兩名助手，來到台中的大山調查原住民的甲狀腺腫與呆小症（cretinism）[1]。1919年，

1 譯者按：又稱作「兒童甲狀腺功能低下症」。約5,000個新生兒中有一個存在，表現為生理性黃疸不退、哭聲嘶啞、便祕、嗜睡、餵食困難，因早期治療對智力正常發育極重要，故對所有新生兒應測T4或TSH，進行甲狀腺功能低下篩檢；呆小症的體格特徵：有身材矮小、面容粗糙、伸舌、鼻寬而扁、眼距加大而固定、毛髮稀少。

總督府醫學校改名為台北醫學專門學校，指定台北醫院為實習醫院。在大學體系方面，台北帝國大學雖然在1928年就成立，但到了1936年才增設了醫學部。兩年之後，台北醫院改名為「台北帝國大學醫學部附屬病院」。 177

1929年，中村讓在台北市宮前町開設養浩堂，是台灣精神病院的開山始祖。之後，養浩堂在一場大火後遷到內埔，並在戰後改組為公立傳染病醫院。1934年，經過三年的籌設，府立精神醫院養神院於松山的五分埔開設。1936年，制定精神病監護法與精神病院法。1937年，台中的靜和醫院被指定為代用精神病院，同時被指定的還有台北的養浩堂與台南的永康庄。這些從殘障之家轉變而來的封閉式精神醫院之規模都不大。

1945年二次大戰結束前夕，從事精神科的台灣籍醫生相當少。也因為如此，前述的黑澤良介先生一直到1946年的十二月，都還在台灣繼續任教精神醫學。戰後醫學部第一期受過黑澤教導的三名畢業生，在1947年時也進入台灣大學精神科（71）。但經過二次大戰以及戰後初期的空白後，精神科進入了新的紀元。在求診人數方面，1947年時，一整年的門診患者不過266人，1948年增加到405人，之後到1955年時激增到3,000人。然而精神科病房由於僅有二十三張病床，所以從一開始就一直處於滿床的狀態。醫療人員部分，1947年以前的異動相當頻繁，1947年之後新進人員則每年均在二到四人之間。

林宗義教授在日本跟隨著東京帝國大學內村祐之教授學習，學成歸國後最初進入改名為錫口療養院的養神院，和台灣大學精神科一起開設許多共同研討會，並在1946年十月開始，於台北市南邊的木柵進行精神疾病盛行率之全面性調查（34）。1947年 178

初，林宗義以講師的身分就任為改制後台灣大學醫學院的神經精神科主任，所以從第二期的畢業生開始，台灣大學精神科學之實習都是接受林宗義的教導。林宗義自述，自己出身日本精神醫學理論傳統（67），因此戰後的台灣主要承襲了從戰前就受到德國精神醫學理論體系深遠影響的日本精神醫學理論。因而，台灣在戰後初期所使用的診斷名稱也都與日本相同。上述的精神疾病盛行率研究，也是依循著內村祐之、秋原波留夫、菅修等人在1940年代初期的調查研究模式，以農村、小鎮、都市三地區的抽樣調查為主軸而進行。

筆者於1945年進入北海道帝國大學醫學部，隔年轉回台灣大學醫學院，成為第三期的學生。這一期學生中，除了從日本各地的醫學部轉進來的三十名台灣人學生外，還加上了台北高等學校以及台北帝國大學醫學部預科畢業的三十名學生。當時這一群年輕人充滿著對新台灣建設的熱情。當時的招生人數，也都差不多是這樣的數目。在師資方面，戰後的兩年內仍有許多戰前留下來的日本教授。而台籍教師直接到美國學習，接觸美國醫學系統，大概是要到1950年代以後的事了。

179

1948年夏天，也就是精神科進行全面性調查的第三年，我們第三期的十五名學生，跟著教授們參與在古都台南安平所進行的田野調查。在進行調查的三個禮拜間，我們一行人借住在同學葉英堃教授的老家大宅，使用睡袋就地鋪在地板上睡覺。每一天的家訪都在大太陽底下進行，其中還有三天因為受到強烈颱風的侵襲，只能待在室內無法進行訪視。但我們都非常地樂在其中，常常到夜市遊玩。當時受到精神醫學吸引的同學相當多，頻繁出入於精神科研究室，從林宗義教授那裡獲得畢業論文的題目。例如筆者的畢業論文題目為「哥德的精神醫學考察——哥德人格的研究」。其他人也進行了關於尼采、盧梭等人的精神病蹟學之相關研究。

1949年，台灣陷入了極度混亂的狀態。敗給共產黨的國民政府帶領了兩百萬大陸同胞來台，其中包含了六十萬名國軍。當時，不論是路邊、公園，到處都擠滿難民，臨時搭建的棚屋比比皆是，小吃店或是雜貨店也都因此林立。移民者的組成方面，雖然大部分以對岸的福建及浙江人為主，但整體而言包含了大陸各省分的人，其中多數都是具有軍政身分的男性。國民政府來台後，不但「接收」了日本人之資產，推行北京話的國語教育，並同時頒布長達三十八年的戒嚴令。

在這樣的情況下，台灣民眾從終戰後便經歷到極大的文化衝擊。在這樣新趨勢的驅使中，經驗到各式各樣劇烈的衝突經驗。在1949年畢業前都受到日式醫學教育的我們，一時間，突然變得不得不同時要學習北京話及英語。雖然當時社會相當混亂，我們由於還是學生，畢業旅行時還跟著同學到南台灣各地的同學老家借宿。夏天的時候，筆者還和主修心理學、考古人類學與哲學的同學們一同到台中霧社的泰雅部落進行訪視。

180

新政府從大陸帶來美國式的醫學教育。1950年開始，台灣大學醫院的病歷記載，從以日文、德文書寫的方式，轉變為以中文、英文記錄。另外，從我們第三期畢業生開始實施實習醫師制度。這個制度在1950年時，並接續為新式的住院醫師（resident）制度。

在這樣的時刻，在大學醫院工作的前輩、同事們，都認為台灣大學附設醫院應該身為台灣地區醫療的領航者，因而深具強烈的使命感。同時台灣大學對於醫學院所發布的改革綱領，也認為宣示其任務之優先順序必須從研究、教育、臨床調整為臨床、教育、研究，將對於地區居民的臨床服務列為第一優先。

大陸移民來台後，台大醫院門診患者激增。精神科病房中也仍持續竟日進行胰島素休克療法、電擊痙攣療法、持續睡眠療法及發熱療法等等。在實行新式住院醫師制度的頭兩年，各科的醫181 師都必須負責急診室的工作。當1949年從大陸傳來的狂犬病大流行時，由精神科負責發病患者的觀察與收容，將病患安置在地下室的舊精神科病房，讓他們在那裡度過臨終的最後一段時光。

最初和霧社的泰雅族接觸時，筆者觀察到在村落居民中，常見到癲癇及酒精中毒的情形，於是向精神科報告此發現。而這就是1949年到1953年，台大精神科長達五年，關於山地原住民的綜合調查的開端。在這期間的調查中，我們選擇四族的原住民，共涵括五個地區，二十六個村落，調查總人數達11,442人（35）。

III、精神醫療的新體制

台灣大學醫院的各科前輩們，新升任為教員後，紛紛前往美國留學。獎學金主要是由美國在華醫藥基金會（ABMAC）、世界衛生組織（WHO）、美國國際開發署（AID）等機關提供，全為短期留學。各科的前輩在返國以後，都異口同聲驚嘆美國精182 神醫學之迅速發展及廣受重視。林宗義也從1950年開始，在波士頓留學兩年。吾等接觸到動力精神醫學、精神療法等相關之英、日文書籍。筆者也從林宗義處獲贈了一些書籍。此外，一開始學習面談法時，相當不習慣這種和患者面對面坐下來對談的方式。而且當時患者在診療時僅坐於旋轉椅上，或只好坐在病床上面。對於患者來說，即使讓他們坐著說話，但患者仍因常常覺得不安，而不肯開口。若是在值班的晚上和女性患者面談時，還有可能會受到一些不必要的誤會。

在1955年的醫學院教授會議後，決議醫學院六年級學生的神經精神科實習時間為九星期。內容包括精神醫學六星期、神經科學三星期，和內科與外科的時數平均分配。幾年後，台大醫科畢業生興起了留學美國的風潮，人才外流的情況在之後的二十年間都一直持續存在。畢業生為了將來就業，85%的人會到北美留學。也因為如此，常常都可以聽到一些留學的同仁說，在台灣大學學習到的精神醫學知識，故留學美國就業時有相當大的幫助。

同樣地，筆者也在1956年到哈佛大學的麻塞諸塞州綜合醫院（MGH）學習。之前就有聽剛剛從美國回來的前輩牧師說，台灣的現代化晚了美國大約一百年。但儘管多少做好了心理準備，在美國還是受到一連串的文化衝擊。在波士頓，筆者跟隨林德曼教授學習精神分析治療的基礎，並向公共衛生專家的卡布蘭教授學習心理衛生諮商的理論與技巧。這種種都是難忘的經驗。雖然如此，但突然周遭都是精神分析派的人士，其中也包括一些以成為精神分析師為職志的年輕學者，即使自己已盡了最大的努力希望不要落於人後，但還是力有未逮。對此，林德曼教授曾力勸筆者，認為成為精神分析師，並非精神科醫師的唯一目標。此外，他還強調，開發中國家的精神科醫師必須要時時體察自身國家的需要。

183

歸國之後，筆者對於精神分析之知識大多仰賴讀書。特別是沃伯格（L. R. Wolberg）關於心理治療之著作（72），長年來都帶著年輕的一輩的精神科醫師一起研讀。除此之外，梅寧哲（K. Menninger）的著作也同樣被當作是教科書（73）。精神分析導向的心理治療當時是我們的主要發展方向。

我們的重要目標是希望以導入動力精神醫學，來普及心理治療，提昇精神科醫療之知識，消除精神病的社會汙名化並發展全國性的心理衛生事業。1956年設立「兒童心理衛生中心」，成為WHO所設置，稱作China-20的心理衛生事務的執行機構。此外，從1952年開始的精神藥物之研發，到約1958年時仍沒有顯著之進展。在波士頓留學時，前額葉白質切除術[2]之爭議正熾，184 當時的MGH精神科的病房中也只有chlorpromazine一種抗精神病藥物。在1950年代後期，胰島素休克療法及持續睡眠療法之使用急速減少，發熱療法[3]漸由大量盤尼西林療法取代。一直以來，台大醫院精神科的住院病患，大概都有20%是進行麻痺的患者，但到了1960年代以後，這一類患者的數目急劇下降，幾乎消失無蹤。1954年開始設置腦波檢查室。1957年，在神經精神科內，神經科與精神科工作分離，各有獨立門診科別，同時也設置癲癇特別門診，並由洪祖培負責主持神經科之業務。同年並

2 譯者按：又稱作「前額葉腦葉切除術」。由葡萄牙里斯本大學醫學院神經學教授墨尼茲（Egas moniz, 1874-1955所發展出來，進行「前額葉大腦切除術」必須先在顱骨上鑽孔，這是富利曼建議的位置：眼框後三公分／顴骨弓上六公分，接著以特製的手術刀破壞額葉的「白質」（神經纖維）。前額葉白質切除術才被用來治療各種極強烈且持續不斷的情緒反應，比如抑鬱、焦慮、畏懼症及攻擊性。從1936至1978年，美國大約有三萬五千人被施以此種手術。

3 譯者按：發熱療法乃是使用自製的硫磺油及傷寒疫苗，病人打針後令其發燒兩小時，設法降低體溫。主要用於進行性痲痹。

在病房內設置職能治療室，開始任用家政科畢業的學生為職能治療師。在職能治療室中，並提供場所，供出院患者進行團體治療。這就是後來日間留院的雛形。當時由陳珠璋負責指導並發展團體心理治療。除此之外，到現在都還令筆者印象深刻的是，第五期畢業生徐澄清在1958年時說著「喜歡診療小朋友患者」時的表情。徐澄清後來前往George Baker Guidance Center留學，成為台灣的第一位兒童精神科醫師。

1950年代是不同專業組成之治療團隊逐漸成形的時代，台大醫院內開始依序設立臨床心理師、社會工作師、職能治療師等工作職位。當時還遭受到人事室的很大阻力，但各科的主任都給予精神科許多支持。護士也正名為護理師，建立了獨立作業之體制，在治療團隊中扮演關鍵角色。之後的二十年間，有二十名精神科工作人員得到國際獎學金到英美各國留學。而其中七名到最後留在台大精神科，扮演著舉足輕重的角色。上述的台大醫院精神科之人員配置，之後也成為國內新設精神療養院時的的模範。

1950年代後期，大學畢業生留學的浪潮開始風起雲湧。不論任何一個領域都積極地想去美國留學。許多在學生在求學過程中便已開時學習英語會話，並準備留學考。當時出國留學的比率高達85%，留在台灣的人也會感覺到自己彷彿有所缺陷一般。由於台灣的大學醫科學生不論是在臨床實習時數或是內容方面，都已達到美國所要求的水準，所以學生出國後都可以輕易地取得擔任實習醫師或是住院醫師的機會。一直到1980年代，這股留學風潮漸趨衰微。在這二十多年間，許多接受台灣教育的年輕醫師們都定居在美國，也有許多台灣出身的教授級人物活躍於美國各地。然而，一方面因為政府長久以來對於在地精神醫療以及心理衛生並不重視，一方面又加上年輕人才恍若決堤般不斷流出，有很長的一段時間，台灣的精神醫學界陷入低迷狀態。雖然如此，對精神科有興趣的年輕人仍源源不絕，每年都有新人進入精神科。但這些受到我們教育的優秀畢業生中，至少有數百名隨著這股留學風潮到外國去了。也有許多學生對於精神科有興趣，但受到父母親的強烈的反對而不得不放棄。這些學生的臉孔，至今仍歷歷在目。這樣的情形，實在是由於長久以來，社會對於精神疾病、精神科的歧視與汙名化都很嚴重。到1985年政府第一次認真地要進行社區精神醫療計畫時，精神醫學會的成員都不過兩百人，大約是十萬民眾比上不到一名精神科醫師的比率。

186

由於大學醫院的醫師是按公務員規定起薪，待遇並不是很好。所以有人說如果不是出身於很有錢的家庭，很少人可以留在大學醫院的。而為了貼補薪水的不足，有些人晚上會在自家開業。比起到大學醫院接受治療，有些患者還比較喜歡像這樣可以指定醫師的進行個人診療之方式。避開忙碌的白天，晚上醫師的家中常常擠滿了患者。當時是沒有醫療保險的時代。許多醫師都有著「因為患者的幫助，才得以維持生活」的感觸。

1970年代開始，對於醫師夜間開業的批判聲音逐漸高漲。也針對那些患者眾多的所謂名醫進行調查，甚至追到大學醫院中。到了1980年代，夜間開業成為違法行為，開始受到當局取締。1977～78年開始有大企業集團積極投入設立並經營綜合醫院，吸收了許多大學醫院的醫師。同時間，美國方面也開始強化對於外國醫師的管制，要求工作者必須要有綠卡。這種種措施不啻是對於留學熱潮予以當頭棒喝。此時。在大學醫院後面新設的

許多綜合醫院，都努力吸收工作人員，精神科也不例外。不論是 187
新設綜合醫院精神科及精神療養院，均採用結束四年的住院醫師訓練後，取得「精神科專科醫師」的年輕醫師。

1950年代還有一個特徵。當時因為動力精神醫學之思考，精神病院監禁式的管理遭受到嚴厲之批判。當時精神病院本身就成為許多學者研究的對象。例如史丹頓（A. F. Stanton）指出（74），精神病院中，各個不同職位的工作人員意見一致程度，將會直接影響患者的治癒率；文化人類學家的柯迪爾也指出（75），精神病院內的工作人員，習以權威的態度面對患者，治療者與患者之間的溝通不良。當時提倡解放精神病院之聲音四起，我們也在1961年開始將病房的大門打開。雖然受到許多批評，認為開放走動後，患者擅自離院以及自殺案件將會層出不窮；但根據我們手上的紀錄，開放病房的前三年與後三年間患者擅自離院率及自殺率均無明顯改變。從此使其他人改變了以往為了擔心一名患者，而將其他數十名患者一同監禁的制式看法。

1965年，在新設的台大醫院精神科大樓的最高的一層樓，設置了一百二十坪的職能治療室，精神科日間留院也正式地開始啟動。選擇日間照護的患者，雖然形式上是入院，但其實是以護理師為中心所推動的管理與治療。最初只有二十名患者，但隨著後來一步步的增加，到了今年2003年時，包含兒童部 188
共有160名患者。1985年以後，政府進行復建預防計畫，進行社區精神醫療發展計畫，幫助精神障礙者回歸社會。當時我們主張日間留院治療是社會復歸的重要一環，包含在1995年所實施的全民健保中。到2003年五月，全台各地的精神病院中日間留院的患者數，已經達到4,700人。如果就精神病床數而言，以台灣人口二千三百萬人來算，目前約有一萬六千張病床，相當於每一萬人口有七床。未來的目標則訂在希望維持在不超過十床的比率。

IV、台灣研究（Formosan study）

Formosa是葡萄牙文「美麗之島」的意思。前述比較精神醫學的調查研究，是從1946到1948年，在台灣的三個地區所進行的綜合調查，共計調查19,931人。結果於1953年發表於《Psychiatry》雜誌（34）。而接下來的研究是從1949年到1953年，以台灣高山族作為文化比較之對象，共計調查11,442人。

189

研究成果也於1961及1962年在日本及英國發表（35）。另外，在第一次調查（1946～48年）的十五年後，為了調查台灣社會變遷及戰後人口組成變化，對於精神疾病的發生頻率所產生的影響，同一團隊，在1961～63年間，再度於台灣的三地區進行綜合調查。研究成果發表於夏威夷的東西中心（East West Center）（76）。而以上三個調查結果，之後被當作是精神疾病流行病學極具代表性的系列研究，以「Formosan study」之名為世所知。研究結果詳見表九所示。

研究的主要成果可以條列如下：

一、世界各國的比較精神醫學研究結果，由於各國同的精神疾病診斷標準不同，調查方式也有所差異，因而無法正確地進行比較。在這樣的情況下，台灣的第一期研究結

表九 台灣三地區及原住民的精神疾病罹患率比較（人口比1:1000）

<table>
<tr><th></th><th colspan="4">台灣人</th><th>大陸移民</th></tr>
<tr><th>診斷</th><th>台灣原住民4族
1949-1953</th><th>本地居民
1946-1948</th><th>居住本地十五年以上居民
1961-1963</th><th>十五年內遷入本地之居民
1961-1963</th><th>十五年內從中國大陸來台之移民
1961-1963</th></tr>
<tr><td>精神病性疾病</td><td>3.9</td><td>3.8</td><td>3.3</td><td>2.3</td><td>3.0</td></tr>
<tr><td>精神分裂症</td><td>0.9</td><td>2.1</td><td>1.4</td><td>1.2</td><td>1.9</td></tr>
<tr><td>躁鬱病</td><td>0.9</td><td>0.7</td><td>0.6</td><td>0.2</td><td>0.1</td></tr>
<tr><td>老年精神病</td><td>0.3</td><td>0.3</td><td>0.5</td><td>—</td><td>—</td></tr>
<tr><td>其他精神病＊</td><td>1.9</td><td>0.7</td><td>0.8</td><td>0.8</td><td>0.9</td></tr>
<tr><td>非精神病性疾病＋</td><td>5.6</td><td>5.6</td><td>13.6</td><td>16.4</td><td>20.9</td></tr>
<tr><td>精神遲鈍</td><td>2.3</td><td>3.4</td><td>5.1</td><td>3.7</td><td>2.9</td></tr>
<tr><td>人格障礙＃</td><td>1.4</td><td>0.9 }</td><td rowspan="2">1.5</td><td rowspan="2">0.6</td><td rowspan="2">1.9</td></tr>
<tr><td>酗酒＃</td><td>1.1</td><td>0.1 }</td></tr>
<tr><td>精神官能症＋</td><td>0.8</td><td>1.2</td><td>6.9</td><td>12.1</td><td>16.1</td></tr>
<tr><td>全體精神疾病＋</td><td>9.5</td><td>9.4</td><td>16.9</td><td>18.7</td><td>23.9</td></tr>
<tr><td>調查人口</td><td>11,442</td><td>19,931</td><td>24,320</td><td>4,864</td><td>9,840</td></tr>
</table>

＋：p<0.001　＃：p<0.01　＊：p<0.05

果顯示，精神病性疾病的罹患頻率在世界各國中約在中間。非精神病性疾病則一般而言偏低，特別酒精依賴特別低。

同一研究團隊，不論是根據同一個研究方法調查不同文化背景的群體，或是在不同時期反覆調查同一個群體，都是相當有效的研究方式。

二、研究結果部分證實了，傳統的小社會或是與之相似的社會型態，由於生活平靜，因而精神疾病的發生率相當低。例如，精神分裂症就很少在台灣原住民之間發生。這應該是由於部落內的民眾關係親密，從而對精神分裂症產生預防的效果。然而另一方面，原住民的癲癇與腦器質性精神病卻相當多，在一些部族中也可以看到許多的酗酒民眾。這可能是因為低開發地區容易發生急性傳染病，加上一些地區的特殊社會文化因素，因而容易造成酒精濫用（77）。

190

191

同時我們在原住民的調查研究中，也證實了開發中國家精神分裂症的預後狀況較為良好，而先進國家的預後狀況較為不良的這一個假設（78）。

三、第一次調查十五年後，在台灣三地所進行的追蹤研究結果如下所述。精神病性疾病發生的頻率，並沒有受到巨大的社會變動所影響而維持不變。但非精神病性疾病，特別是精神官能症的發生率，則有顯著的增加。

精神官能症增加的程度，以在調查地繼續居住的群體來說，大概是增加六倍；而在原為其他地方的人，於這十五年內遷入調查地的人口當中，大約是增加十倍；大陸來台的移民，則是增加了十三倍之多。

四、像這樣的疾病調查研究，是發展自流行病學，在各地方整合研究方法及統計技術，以發展國際精神疾病診斷基準。1966年以後，WHO所主導進行的精神分裂症先導研究（5）便是其具體實現。另一方面，在台灣本島，這些精神疾病流行病學資料，也都成為日後全國性心理衛生行政規劃時的基本資料。

終　曲

193　泛文化精神醫學真正的意義在於，文化精神醫學的研究不能只停留在表相的階段，研究者因而必須超越自身的文化，以泛文化的視野來進行研究。另外，雖然以統計數字來呈現研究資料是極為重要的事，但流行病學的資料不能全以數字來加以說明。例如對疾病調查研究，流行病學的大師加藤正明先生，在逝世前曾對筆者說過：「從今以後，不曉得文化精神醫學的研究方法會怎麼樣發展呢？」，這個問題至今仍然是重要的議題。而進一步要問的是，文化精神醫學的實踐到底為何？做為社會精神醫學的延伸，社區心理衛生是個極大的領域，任務維艱(79)。文化精神醫學研究之結果又該如何運用與實踐呢？或許，無數的國際研討會及合作研究本身，就是文化精神醫學的實踐。然而，這畢竟仍然屬於研究的範疇。在全球化的浪潮中，討論如何解決個人的文化摩擦的議題，也還不能稱做是文化精神醫學的實踐。文化精神
194　醫學的實踐，應該是跨越國界，為全體人類的精神健康貢獻心力。話雖如此，卻還沒有具體的成果。而如果要問文化精神醫學的精神是什麼的話，就是希望能夠促進人類文化的成熟，共同創造出一個沒有戰爭的世界。

很幸運的是，在這二十年間，台灣的精神醫學發展突飛猛進。人才外流的情況減緩、經濟成長、社區精神醫療的行政改革，全民健康保險的實施、專科醫師制度的建立、精神醫療院所的改善與擴充、精神衛生法的施行等等，這一連串的措施，使我

們感受到大環境之改變。1985年時精神科專科醫師不過兩百人，到現在已經超過九百人，而快到一千人。在二十年前，精神科醫師與人口的比率大約是每十萬人有一名醫師，到現在大約是兩萬人就有一名精神科醫師。看到精神醫學在本土上扎根、茁壯的情形，實在是令人感到相當欣慰。

本書的出版受到西村康醫師相當大的幫助，筆者衷心向她致謝。而對於一路走來始終給予筆者支持鼓勵的妻子真須美，也是深深的感謝。

林憲

2004年一月

註

1. 前身為國際心身醫學會亞洲分會（ACICPM）。2000年第九次東京會議時更改為現在名稱。
2. 祖父江孝男，《文化與人格》，1976，弘文堂。
3. 林憲，〈精神科初診患者之性別及年齡形態：二十一年間的變化〉《中華精神医学》，1987, **1**:13-24。
4. Morrison, J.R. : Changes in subtype diagnosis of schizophrenia;1920-1966, *Am. J. Psychiat,* 1974, **131**:674-677.
5. World Heath Organization: The International Pilot Study of Schizophrenia, Vol. I, 1973, Genva, WHO.
6. Rin, H., Schooler, C., Caudill, W.: Culture, social structure and psychopathology in Taiwan and Japan, *J.N. Ment. Dis.*, 1973; 157: 296-312.
7. 林憲，〈歇斯底里性精神官能症：臨床背景及症狀的變遷〉，《中華民國神經精神醫學會會刊》，1986, **12**:28-40。
8. Wittkower, E.D., Rin, H.: Transcultural psychiatry, *Arch.Gen. Psychiat.,* 1965, **13**:387-394.
9. 笠原嘉，《アパチー症候群：高学歴社会の青春心理》，1984，岩波書店。
10. 台灣對於美國製的精神藥物使用相當頻繁，SSRI的使用比日本1999的SSRI年還早了十年。
11. Murphy, J.M., Laird, N.M., Monson. R.R., et al.: A 40-year per-

spective on the prevalence of depression; the Stairling County Study, *Arch. Gen. Psychiat.*, 2000; **57**: 209-215.

12. 作成這一些病歷資料的微縮膠捲，以及之後的保管，都得到台灣大學醫院病歷室主任范碧玉女士的莫大援助，在此特別感謝。
13. Kumakura, N., Ito, H., Mori, I., et al.: Attitude change towards mental illness during nursing education——A cross-cultural study of student nurses in Korea, Republic of Chaina and Japan, *Asia. Pac. J. Public Health,* 1992/93, **6**:120-226.
14. 基因相關的疾病主要有染色體異常、單一基因疾病、多因子疾病、體細胞遺傳疾病等四項，精神病包括在多因子疾病分類之中。然而單一基因疾病（孟德爾型疾患）與相同基因疾病，至今仍無先例。
15. Rin, H. & Huang, M.K.: Neurasthenia as nosological dilemma, *Culture, Medicine* & Psychiatry, 1989, **13**:215-226.
16. Kleinman, A.M.: *Patients and Healers in the Context of Culture,* 1980; Univ. of California Press, Berkeley.
17. 林憲、陳珠璋、林信男等，「貧戶家庭對精神疾病的看法」，《中華民國神經精神醫學會會刊》，1977, **3**:31-41。
18. 大貫惠美子，《日本人の病気観》，1985，岩波書店。
19. 林憲、吳英璋，「台灣地區民眾心理障礙及對精神疾病之態度分析」，中央研究院民族學研究所，二種之二〇，1988; 507-551.

    ——「台灣地區民眾醫療態度及行為之分析」，中央研究院民族學研究所，二種之二〇，1988; 553-594.

20. 高橋紳吾《きつねつきの科學》，1993，講談社。
21. Linton, R.: *Culture and Mental Disorders,* Devereux, G.(ed.), 1956, Charles C. Thomas, Ill.
22. Yap, P.M.: Koro——A culture-bound depersonalization syndrome, 1965, *Brit. J. Psychiat.,* **111**:43-50.
23. Rin, H.: A study of the aetiology of Koro in respect to the Chinese concept of illness, 1965: *Intern. J. Soc. Psychiat.* **11**:7-13.
24. Kiev, A.: *Transcultural Psychiatry,* 1972, The Free Press, New York
25. A・キーフ，《トランス文化精神医学》，近藤喬一譯，1982，誠信書房。
26. Mo, G.M., Chen, G.Q., Li, L.X., et al.: Koro epidemic in Southern China, in Lin, T.Y., Tseng, W.S., Yeh, E.K.(Ed.): *Chinese Societies and Mental Health,* 1995, Oxford Univ. Press, Hong Kong.
27. Spitzer, R.L., Gibbon, M., Skodol, A.E., et al.: *DSM-IV Case Book,* 1994; American Psychiatric Press, Inc., Washington D.C.
——*DSM-III-R Case Book,* 1989; American Psychiatric Press, Inc., Washington D.C.
28. 張燕惠、林憲、陳珠璋，「畏寒症五例報告」，《中華民國神經精神医学會會刊》，1975, **1**:9-13
29. 西村康，〈シャーマン文化と精神醫療〉，荻野恒一編《文化と精神病理》，1978，弘文堂。
30. 佐佐木雄司，「我國に於ける巫者（shaman）の研究」，《精神神經誌》1967, **69**: 429-453.
31. 藤崎康彦「身体と社會 — トランスを通してみた」，《フォーラム》第10號，1992-93，跡見學園女子大學文化學會編。
32. 林憲，「南台灣の憑靈」，《精神医学》，1999, **41**: 443-446.
33. 仲村永德，「沖縄の憑依現象——カミダーリィとイチジャマの臨床事例から」，《精神医学》，1998, **40**: 445-449.
34. Lin, T.: A study of mental disorder in Chinese and other cultures, *Psychiatry,* 1953, **16**: 313-336.
35. 林憲，「台灣山地原住民の精神疾患罹患頻度並びに病像に關する研究」，《精神神經誌》，1961, **63**: 480-500.
Rin, H. &Lin, T.: Mental illness among Formosan aborigines as compared with the Chinese in Taiwan, *J. Ment. Sci.,* 1962, **108**: 134-146.
36. Kleinman, A.: *Rethinking Psychiatry; From Culture Category to Personal Experience,* 1988, Free Press, New York.
37. 1971年十二月，WHO在東京主辦的7th Seminar on the Standardization of Psychiatric Diagnosis, Classification and Statistics 時，筆者有幸出席。討論的主題包括酒精障礙及人格障礙。
38. Lindeman, E.: Symptomatology and management of acute grief, *Am. J. Psychiat.* 1944, **101**: 141-148.
39. Caplan,G.: *An Approach to Community Mental Health,* 1961, Grune & Stratton, New York.
40. Caudill, W. & Weinstein, H.: Maternal care and infant behavior in Japan and America, *Psychiatry,* 1969, **32**: 12-43.
41. 野口正行，「文化精神医学の最新の動向——医学人類學との関連で」，《精神医学》，2003, **45**:460-473.

42. 林憲，「文化精神医学」，《社會精神医学》，1978, **1**: 53-62.
43. 林憲，「伝統價值指標とストレス反応について — 疫學的見地から — 」，《ストレス科学》，1994, **9**: 6-11.
44. Chance, N.A.: Acculturation, Self-identification, and personality adjustment, *Amer. Anthropol.* 1965, **67**: 372-393.
45. Chance, N.A., Rin, H. & Chu, H.M.:Modernization, value identification and mental health: A cross-cultural study, *Anthropologica,* 1966, **8**: 197-216.
46. Rin, H., Chu, H. & Lin, T.: Psychophysiological reactions of a rural and suburban population in Taiwan, *Acta Psychiat. Scand.* 1966, **42**: 410-473.
47. 加藤正明，「疫學的精神医学Epidemiological Psychiatryの動向」，《精神医学》，1975, **17**: 116-126.
48. Schooler, C. & Caudill, W.: Symptomatology in Japanese and American Shizophrenics, *Ethnology,* 1964, **3**: 172-178.
49. Hallowell, A.I.: Values, acculturation and mental health, *Am. J. Orthopsychiat.,* 1950, **20**: 732-743.
50. Kramer, M.: Cross-national study of diagnosis of the mental disorders: Origins of the problem, *Amer. J. Psychiat.,* 1969, **125**: (Suppl. I)
51. 岩井寬、阿部亨，《森田療法の理論と實際》，1975，金剛出版。
52. 高橋徹《対人恐怖：相互伝達の分析》，1976，醫學書院。
53. 北西憲二、李時炯、崔玉華、中村敬，「東アジアにおける対人恐怖の発見とその治療」，《精神医学》，

1998, **40**: 493-498.

54. 西村康，「（氣）と精神医学」，現代精神医学大系，第25卷《文化と精神医学》，1981，中山書店。
55. Sifnios, P.E.: The prevalence of alexithymic characteristics in psychosomatic patients, *Psychother. Psychosom.* 1973, **22**: 255-262.
56. Lee, M.B., Rin, H. & Schmale, A.H.: Crosscultural comparison of the nature and formation of psychosomatic symptoms－Taipei (ROC) and Rochester (USA), Presented at the regional symposium of the meeting of WPA, August 20, 1986, Copenhagen.
57. 土居健郎，《「甘え」の構造》，1971，弘文堂。
58. Compton, W.M., Helzer, J.E., Hwu, H.G., et al.: New methods in crosscultural psychiatry: Psychiatric illness in Taiwan and the United States, *Am. J. Psychiatry,* 1991, **148**: 1699-1704.
59. Hwu, H.G. & Compton, W.M.: Comparison of major epidemiological surveys using the diagnostic interview schedule, *Inf. Rev. Psychiat.,* 1994, **6**: 309-327.
60. Rin, H.: Depression in Taiwan: Contemporary findings, *Intern. Med. J.*, 2002, **9**: Suppl.No.1, p.8-14.
    本篇論文出自於在六本木舉辦的東亞文化精神医学會（EAACP）第八回會議（2001年七月二十六～二十八日）報告，主題是憂鬱症。接下來的第九回會議，將在2002年十二月十九～二十一日，於台北舉行，主題包括社會變遷與心理衛生。本學會乃是由韓國、日本及台灣等國之七名學者所共同組織，於1987年成立。
61. Kleinman, A.: Neurasthenia and depression: a study of somatization

and culture in China, *Cult. Med. Psychiat.*, 1982, **6**: 117-190.

62. 木村敏，《人と人との間》，1972，弘文堂。
岩井寬、北西憲二，《うつ病》，1982，日本文化科學社。

63. 本節之內容為2002年八月二十五日，橫濱Pacifico舉辦的的十二回世界精神醫學大會時，加藤正明、飯森真喜雄所主宰「精神医学からみた死と悲傷反応」研討會中之演講內容。(Symposium S-179)

64. 林憲，〈精神徵候の通文化比較からみた親子心中〉，家族精神医学2，《精神障害と家族：文化と家族》，加藤正明、藤繩昭、小此木啟吾編，1982，弘文堂。

65. 1969年時，台北市長老教會病院馬偕醫院設置了第一個自殺預防電話，筆者身為創立者之一，三年間進行相關業務，同時也在馬偕醫院成功設立了精神科。

66. 大阪市立大學醫學部神經精神医学教室《恩師中脩三先生を偲ぶ》，中脩三先生門下生關西在住有志，1991，大阪。

67. 林宗義，《精神医学への道——東西文化に跨って》，1984，東京大學出版會。

68. 日本精神療法醫學會「心理と医学」，第一卷、第二號（1944年八月三十日發行），第一卷、第三號（1945年二月十六日發行），台北帝國大学医学部精神医学教室。

69. 林憲，《精神科之舊病歷及古裝論文》，台灣大學醫院百年懷舊，1995，國立台灣大學醫學院附設醫院，台北。

70. 林憲，《舊台北帝大醫學部精神医学教室事略》，五十載浮沈：台灣大學醫院精神部五十年紀要，1946～1996，台灣大學醫院精神部，台北。

71. 陳珠璋，《憶昔念師》，神經精神科二十五週年記念刊，1972，國立台灣大學醫學院附設醫院，台北。
72. Wolberg, L.R.: *The Technique of Psychotherapy,* 4th Ed., 1988, Philadelphia, Grune & Stratton.
73. Menninger, K.: *Theory of Psychoanalytic Technique,* 1958, New York, Basic Books.
74. Stanton, A.F. & Schwarz, M.S.: *The Mental Hospital,* 1954, New York, Basic Books.
75. Caudill, W.: *The Psychiatric Hospital; A Small Society,* 1958, Mass., Cambridge, Harvard Press.
76. Lin, T., Rin, H., Yeh, E.K. et al.: Mental disorders in Taiwan, Fifteen Years later: Caudill, W. & Lin, T.(Ed.): *Mental Health Research in Asia and the Pacific,* 1969, p.66-91.
77. Rin, H.: The alcoholism problem in Nan-Shih Ami people, 1957, Studia Taiwaniea, **2**: 7-16.
78. Torrey, E.F.: *Schizophrenia and Civilization,* 1980, New York, Jason Aronson Inc.
79. 佐佐木雄司，《生活の場での実踐メンタルヘルス》2002，保健同人社。

解　題

西村　康

203　　這本書的書名為「文化精神醫學的贈物——從台灣到日本」，而開頭的「文化精神醫學」可能會讓人直接聯想到transcultural psychiatry，而本文再進一步就此加以說明。作者所謂的transcultural psychiatry，是將文化精神醫學推展到世界性實踐的意義。Transcultural psychiatry這個專有名詞，是根據加拿大麥基爾大學的維特高爾與作者於1965年的論文〈Transcultural psychiatry〉所產生的。然而日本的transcultural psychiatry，是獨立發展而成的概念，而後述將進一步說明。作者林憲從前就曾與維特高爾共同進行研究，和北美的精神醫學界有良好的關係。也就是說，林憲先生的研究是最正統的transcultural psychiatry的歷史。且林憲先生這本書的出版，不僅僅是二十一世紀日本精神醫學界的里程碑，對於醫療人類學或是比較文化研究也都占有重要的角色，給予其他領域的研究許多啟發。

第一章　社會文化變遷與精神疾病

204　　不論在東方或西方，精神病患都被貼上偏見的標籤。例如在日本的近代精神醫學中，患者不被當作是一個獨立的個體，而被簡化成病名本身，剝奪了一個人身為人的尊嚴。而因應這樣的狀況，雖原文的schizophrenia, Schizophrenie, schizophrénie沒有改變，但日本在2002年時，將精神分裂病改名為統合失調症。由此我們可以發現，對於病患人權的考慮，在不同的社會情況下，的確具有相當大的差異。例如，在使用漢字的國家中，由於漢字是表意文字，因此當漢字病名本身產生時（譯按：指精神分裂症），就已經先預設了此一疾病的意象，相當容易助長偏見及歧視。因此，日本與中國，對於要如何翻譯西歐的疾病名稱，要使用如何的漢字來表達才適當等問題，都經過相當費心的討論。然而中文與日文漢字病名的差異，有時也表現出兩國的文化差異，甚至還會有相當令人意外的發現，是一個相當值得加以研究的題目。類似這樣的問題，也正是文化精神醫學所需要研究的課題。

荻野恒一從社會精神病理的觀點出發，指出我們每個人都受到文化、社會的價值觀與制度（nomos）所影響，而根據這樣的社會規範來建立起自己的人際關係。同樣地，統合失調症也會因為社會文化背景的不同，會有不同的病型變化。本書即是從流行病學的研究觀點出發，順應時代發展，描繪青春型與緊張型精神分裂症減少，妄想型與無法辨別、混合型的案例增加這樣的軌跡，同時談到文化、社會變遷與疾病型態的關係，以及國民性在其中扮演的角色為何等問題。

205

在某種文化中所產生的病態，可說是文化內部病理的反面投射。例如由希臘文的子宮衍生的病名歇斯底里，在這個部分，先不談歇斯底里病名來源是對女性沒理由的汙名化，晚近歇斯底里已成為正式的疾病名稱。而患者男女比例分布方面，在台灣大學醫院的數據中，可以發現在戰後初期，歇斯底里的男女比例相差不遠，但在和平時期的1980年代，女性的歇斯底里患者是男性的四倍多。這樣的差異，或許與所謂的「和平時期」，對女性而言仍像是存在某種戰時體制有關。因此當我們論及性別與文化時，應該考慮到有存在性別（gender）偏見因素的可能。另外，根據許多臨床工作者的經驗，當藥物治療與開發的資訊，由大眾傳播媒體而普及民間時，求診患者的傾向也會有一些轉變。例如更年期的憂鬱症患者，現在大多會在婦產科被診斷為更年期障礙，而使用荷爾蒙補充療法。

病歷簿並不只關係到患者本身，也是了解紀錄者的病人觀與精神醫學體系時，所不可或缺的一項材料。例如，德國在1980年代以後，就開始經由一些由年輕醫師針對保管的病歷簿，來研究納粹思想以及納粹與先前思想的關連，並由此來對德國的精神醫學進行重新的審視。因此作為transcultural psychiatry實踐之一，關於把病歷簿當作是珍貴的財產加以妥善保存這件事，是醫院經營者、行政、臨床醫師等等都必需要學習的課題。

第二章　面對醫療的態度與行動

206

在台灣、日本的我們，擁有針灸、中醫、民俗療法等等近代醫療以外的傳統醫療。而選擇哪一種醫療方法，則是和病人的疾病（disease）到患病（illness）識觀，以及醫療保健政策、媒體傳播都有很大關係。在本章中，作者描述了其長年來所致力的現代醫學與心理衛生觀念，其中最重要的是對於科學、近代醫學教育的實踐，以及促進醫療知識的普及。因如果不充實醫學教育，將會很難提供良好的醫療品質，也很難來矯正社會的偏見。

第三章　文化結合症候群

最先將Amok與Latah歸類為文化結合症候群的是克雷普林。克雷普林將Amok與Latah納入其西歐精神醫學的疾病分類中，將Amok與Latah解釋為所謂「未開化民族」的原始型態。而如同其「比較精神醫學」的論文中所談到的，對於克雷普林而言，所謂的文化，Kultur，所指的就是西歐文化，而「未開化民族」是沒有文化可言的。另外值得注意的是，提出文化結合症候 207 群（culture-bound syndrome）這個專有名詞的，並不是西歐的白人，而是學習西歐精神醫學，在香港相當活躍過的中國籍精神醫學者雅普。

另外，如果要理解本書所介紹的文化結合症候群，縮陽症與畏寒症的患者時，治療者必須先對中醫思想的陰陽五行、民間信仰，以及相關的政治、社會情勢有一定的認識才可以。因為雖然有現代精神醫學的分類DSM-IV與ICD-10可以使用，但若不具備一些相關的背景知識，對於患者的理解還是相當困難。同時我也贊同作者所指出，使用歐美的精神醫學及文化結合症候群的雙重診斷基準，來進行患者的診斷是一個較為適當的方法。

第四章　社會、文化精神醫學的系譜

社會、文化精神醫學主要流派的轉變，主要有從比較精神醫學到計量精神醫學，心理衛生到地區醫療，文化與人格研究到醫療人類學，這三方向的發展。而根據作者精采的說明，讓我們可以具體了解這三主流歷史的演變以及實踐，拓展新的視野。

這裡開始談到「超文化精神醫學」的概念。超文化精神醫學這個名稱是由荻野恒一從transcultural psychiatry翻譯過來的。有關日本的transcultural psychiatry這方面，需附加說明的是，超文化精神醫學是1970年代初期，荻野恒一及木村敏由於特別強調 208 transcultural的trans部分，而定義了這樣的新概念。荻野先生認為：「超文化精神醫學是一種從各自的文化中抽離，超越交會、差異等表象，而依據各個不同的情形，掌握事像的本質的學問」，而木村先生也提議將trans解釋為「超越」，認為超文化精神醫學是一種「超越文化的精神醫學」。根據這兩位先生的說法，都是以現象學式的精神病理理論作為基礎而加以定義。但可惜的是，此後超文化精神醫學這個概念並沒有廣為流傳。

那麼，如果要問transcultural psychiatry從什麼時候開始在日本被人注意，應該是在1980後期之後，隨著愈來愈多的「外國人勞動者」、「外籍新娘」、「在日外國人」、中國籍的戰爭孤兒、難民等等患者，產生了現實上的精神醫療問題，讓這些不夠了解異文化的精神醫學者，不得不對於其他文化的精神疾病有進一步的了解。另外，1994年時，從日本社會精神醫學會中產生分支，設立了「多文化精神醫學會」。換言之，此多文化精神醫學即是transcultural psychiatry的新翻譯。我們可以看到，到這個時候，不論是目標、研究興趣都和1970年代有所不同，產生了一種全新的局面，令人相當期待transcultural psychiatry的新實踐方向與發展。

現在的時代是一個很難抗拒全球化的時代。從價值指標與心理衛生研究都可以看出，而在這個時代，我們應該做的，應該是積極地參與現代化的生活模式，進一步理解現代文化，並融合本209 身已具有的傳統文化認同之後，從而產生新的文化價值。如此一來，將能夠降低人們在文化摩擦下所產生的壓力，也能使人們更具備文化適應的能力。我們可以看到，像作者如此以心理衛生為眼，討論關於文化適應的問題，正是符合超文化精神醫學的精神的。

第五章　精神症狀的比較研究

NIMH的柯迪爾先生與作者，曾就東京地區與台北地區住院機能性精神障礙患者的症候群部分，以因素分析進行研究。結果顯示，關於患者的攻擊傾向，台北地區患者是向外（他人），而東京地區患者是向內（自己）攻擊。而根據其調查中精神分裂症患者的比較研究顯示，東京地區的患者較為內向、沒有力氣；台北地區的患者則傾向對人有明顯的敵意。

在這一章中，最重要的部分在於哈拉維針對美國原住民歐吉布瓦族的文明化程度，以心理測驗作為研究方法的人格研究。這個研究發現，長年居住在觀光地區中心接受白人教育的居民，與偏遠地區的居民之間，人格上並無具有大的差異。同樣地，此章也以戰後來台的大陸移民，與接受日本五十年統治，受日本教育的台灣民眾為主體，來檢測兩者間是否有不同的人格結構，比較結果發現乃「否」的。另外，雖然美國因西部開墾，鎮壓、殖民了印地安人，為印地安人帶來了文明，但也不能說因此就使得印地安人的傳統價值觀完全產生轉變。例如現在社會主義崩壞後產生的民族抗爭、內戰等都反而是對於傳統價值觀的一種強化作用。

210

日本的「在意別人」，不是基於「社會」（society），而是與「世上」的人際關係有密切相關，例如對人畏懼症與神經質症狀都可說是與「世上」的病理現象所不可分割的例子。

另外，本章並從中國古來的宇宙論、醫藥學思想、身體論、陰陽五行說等背景，來理解中國人的「補」，以及其延伸的身體化及縮陽症、畏寒症等病理現象。「補」對於中國人的日常生活影響很大，是生活的基礎，因此可以說中國人的確具有一種「補的思想」。

所謂的Alexithymia，也就是一種很難對自己的感情作主觀的體驗或作言語化的古典型的心身症患者。而研究Alexithymia的學者西傅尼歐，在治療患者時，乃是使用臥式沙發讓患者躺著，用自由聯想法來進行心理分析，將其心理特性釐清。Alexithymia這個字是希臘文的合成語，a=lack，代表不足，而lexis=word，表示語言，thymos=mood or emotion，代表情緒、感情，Alexithymia即是用這幾個意思來共同組成一個新的概念。然而在近年，Alexithymia並不再是心身症患者才會有的症狀，在健康的人中也都可以看得到，所以有研究表示精神官能症患者中與健康者的Alexithymia比率已經沒有顯著差異了。

作者也提出，台灣民眾所信仰的宗教，融合了道教、儒教、佛教，相互融合了如何抑制感情與提升修養的思想，因此讓台灣民眾較沒有感情表現，容易會有身體化的傾向。因此我們可以了解到，台灣人的Alexithymia即是受到如此的文化因素所影響。關於作者這樣的看法，同樣也相當地讓人感到具有說服力。

211

對比中國文化，作者也指出日文中，有許多辭彙都具有將性格特徵用身體部位來表現的傾向。而這是同時精通日文、中文、英文三國語言的作者，才能夠具有的洞見。

如果可以了解日本人與中國人在心性上的基本差異，或許之後可以進一步以因素分析的方法，來解釋在外國都廣受好評的森田療法，在中國人身上有無成效。

第六章　憂鬱症與自殺

作者從宗教、文化背景的角度來說明，讓我們理解為何跟國際相比，台灣的憂鬱症患者比率較少。另外，和美國一律告知患者罹患癌症的情形不同，在台灣，是否告知患者的決定權掌握在家屬手裡。而雖然近年來在日本的大城市中，有直接告訴患者的傾向，但依據家屬的意願而不告知患者的情形也不在少數。和日本不同的是，在台灣，患者的家屬並不會強力地避免患者自我察知其疾病，而日本的家屬常常會盡最大的努力，來隱瞞或是避免患者發覺自己的疾病，而當患者方面自己也都已經察覺到的時候，尚企圖不讓家屬知道其事。且在日本人之中，即使是家人，也都會非常地在意對方，一直到最後，對於病人與家屬之間的關係，都會非常仔細地留意，這和台灣的情形相當不同。在治療悲傷的方式方面，也有一些文化上的差異，像是台灣就有「孝女白蓮」這樣一個表現孝女的角色。但只有女人能哭泣，男人不哭泣的情形，不論是在台灣或是日本都相同，這樣性別上的病理關係，令人感到相當大的興趣。 212

一直以來，家人協同自殺，尤其是母子協同自殺是日本特有的一個現象。而關於這一方面，由歐美的角度來看，認為這是因為母親的「主體性不足」所導致的結果。然而作者從台、日的比較看來，發現在台灣，所謂的「家族」，除了親戚，還包括了朋友、知己，將既有的家族概念擴大，形成較為完備的支持網絡；然而相對地，日本的家族概念，縮小至有血緣關係且共同生活的親子間，當家庭發生困難時，單單是家庭成員彼此的責任，而沒有其他家族成員可以插手的餘地。這樣的社會規範，與家人協同自殺的特殊情形有很大的關係。而母子協同自殺最主要的原因也是因為，當身處於艱困的社會環境，又存在著複雜的「甘え」關係，一旦生活上發生危機，又無法「甘え」，沒有任何人可以依靠時，很容易讓人放棄、逃避，而帶著小孩一同尋死。看到這樣的一個現象，作者身為一個心理衛生專家，提出由第三者介入家庭問題，加強社會福利制度這樣寶貴的建議，是超越了親子協同自殺的層次，將個人的問題當作是社會全體的問題，讓我們非常地贊同，衷心地希望有朝一日可以實施。

現在的日本社會中，的確已經沒有「親子協同自殺」、「母子協同自殺」這樣的用語。另一方面，「殺子」、「老夫婦協同自殺」、「少男少女的殺人犯罪」、「裝作是兒子或孫子對於年長者的詐欺」等社會病理現象卻逐漸增加。關於這一方面，從心理衛生的觀點看來，除了以「家族關係」的改變，還更希望可以有更精細的進一步分析。這樣的問題，不單單是從事心理衛生的專家學者，也是我們每個人都必須共同集思廣益的問題。

213

後記　台灣精神醫學之路

大部分的日本精神科醫師，可以說幾乎沒有機會了解到台灣的近代精神醫學史。但既然同屬於東亞的漢字文化圈的台灣與日本，存在著許多相似及相異的文化，如果可以了解鄰近國家，台灣的精神醫學發展，不也是更理解戰前、戰後日本的精神醫學情形，更知道未來我們應該如何發展嗎？1950年代初期，台灣大學醫師最主要的工作，從研究轉變成為臨床治療。由於如此醫院方針的改變，加上林憲先生的過人長才，具有絕佳的臨床工作表現，研究範圍也相當廣泛，使得林憲先生在田野調查的研究內容中，常常可以充分地表現出臨床與學術的連結，提供給我們相當豐富的研究成果。且和一般的疾病調查研究不同，林憲先生的研究，可以告訴我們的，除了數字之外，更包含了許多的資訊與說明，而這樣的敘事方式，讓我們讀者在閱讀起來，都更能夠理解研究的主題以及研究的結果。

文化精神醫學最終的實踐，是希望可以形成一個沒有戰爭的世界。克雷普林到爪哇後發表「比較精神醫學」論文的是1904年，其年揭開日本軍國主義之幕，進攻大陸的日俄戰爭。二十世紀前半葉的日本，經過了中日戰爭、南進、太平洋戰爭等事件，精神醫學者也因為台灣成為日本的殖民地，而赴台灣發展。但林憲先生在整本書中，對於日本占領台灣這件事，沒有一句刻意的譴責。與把這歷史的傷痛埋在心中的我們相比，林憲先生以及其他的台灣精神醫學者，能夠拋開「禁忌的過去」，抱持著寬大的心胸，真誠地與日本研究者做交流，如此寬大的胸懷，我們應銘記在心才是。

214

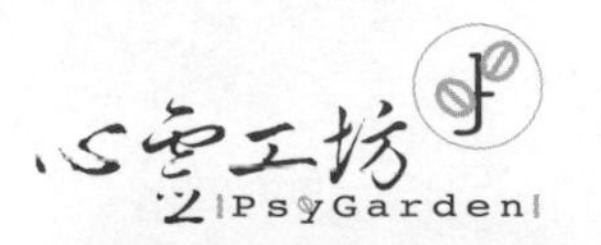

探訪幽微的心靈，如同僭越曲折逶迤的河流
面對無法預期的彎道或風景，時而煙波浩渺，時而萬壑爭流
留下無數廓清、洗滌或抉擇的痕跡
只爲尋獲眞實自我的洞天福地

Psychotherapy

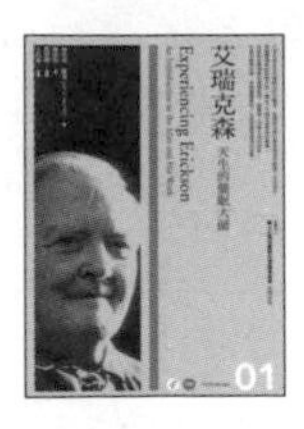

艾瑞克森
【天生的催眠大師】
作者—傑弗瑞．薩德　策劃—王浩威
審閱—劉慧卿 譯者—陳厚愷 定價—280元

本書深入介紹艾瑞克森學派突破傳統心理治療框架的取向，並透過實例呈現這位催眠大師如何巧妙地善用軼事、情境及對隱微線索的覺察力來協助個案。

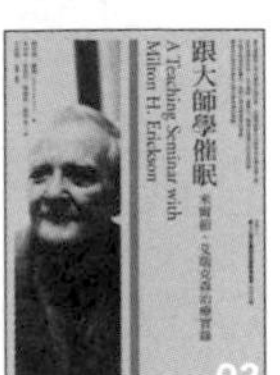

跟大師學催眠
【米爾頓．艾瑞克森治療實錄】
作者—傑弗瑞．薩德　策劃、審閱—王浩威
譯者—朱春林等　定價—450元

這本書展現了艾瑞克森爲期五天研討會的完整實錄，透過此書，讀者可以經驗他的催眠與心理治療方法及技巧，於一個又一個迷人的趣聞軼事中流連忘返。

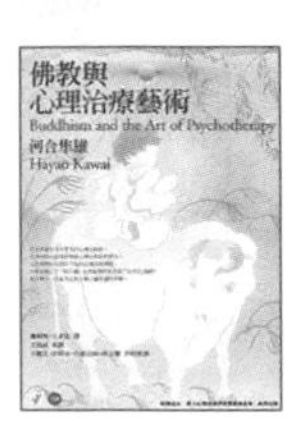

佛教與心理治療藝術
作者—河合隼雄　策劃—王浩威
譯者—鄭福明、王求是　定價—220元

河合隼雄深刻地反思成爲榮格心理分析師的歷程，及佛學如何提升了其心理分析實踐。作者也揭示了「牧牛圖」如何表達了自性化過程，充分展示一位東方人對人類心靈的獨特理解。

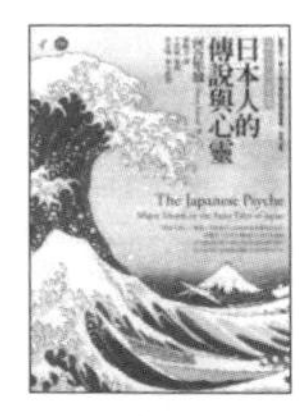

日本人的傳說與心靈
作者—河合隼雄　策劃—王浩威
譯者—廣梅芳　定價—340元

「浦島太郎」、「鶴妻」等傳說不只富涵神祕與想像色彩，更蘊含了日本人獨特的自我形成過程。作者藉著比較日本和世界各國故事的異同，從心理學角度探討屬於日本的特有文化。

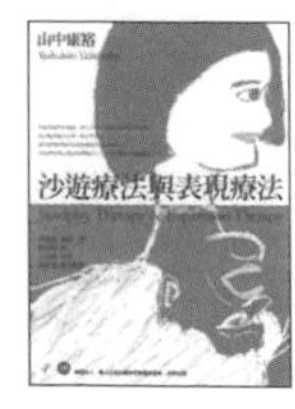

沙遊療法與表現療法
作者—山中康裕　策劃—王浩威
譯者—邱敏麗、陳美瑛　定價—300元

本書深入淺出地介紹沙遊療法的理論與技術，並比較此療法在東、西方的差異。藉由眞實個案的討論及繪畫作品的展現，作者將從事沙遊及表現療法三十七年的實務經驗網羅於本書中。

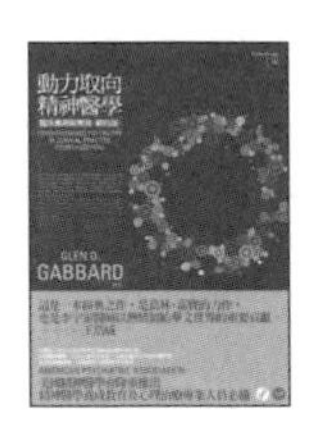

動力取向精神醫學
【臨床應用與實務】
作者—葛林．嘉寶　策劃—王浩威
譯者—李宇宙等　審閱—張書森
定價—1200元

本書說明何謂精神動力學、以及對現代精神醫學有何貢獻的基本架構，並將生物精神醫學的發現，融入對人類心智的臨床理論之中。

心理治療核心能力系列

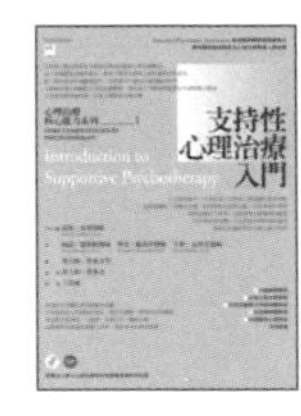

支持性心理治療入門
作者—阿諾．溫斯頓、理查．羅森莎、亨利．品斯克　策劃—王浩威
譯者—周立修、蔡東杰等　定價—280元

支持性心理治療是當今最廣泛使用的個別心理治療模式。這本簡潔而完整的著作提供了學習支持性心理治療的詳實指引，除了基本的知識與技巧，還引介極爲詳盡的臨床案例。

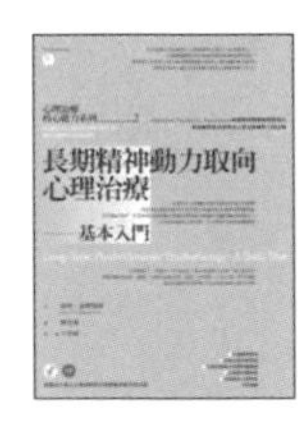

長期精神動力取向心理治療【基本入門】
作者—葛林．嘉寶　策劃—王浩威
譯者—陳登義　定價—350元

本書專爲學生及專業人員介紹長期精神動力取向心理治療的基本原理，作者涵蓋了基本精神動力原理、病人的評估、開始與結束治療、處遇、阻抗、反移情、幻想／夢等課題。

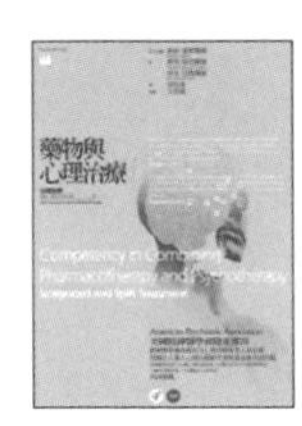

藥物與心理治療
作者—蜜雪．瑞芭、理查．巴隆
譯者—周佑達　策劃—王浩威
定價—260元

合併藥物與心理治療的治療模式，對許多精神疾患而言，已證實比單純的藥物治療有更好的療效。本書針對整合式治療與分離式治療當中不同階段所需要的基本能力，以漸進而全面的方式，介紹其原則。

佛洛伊德經典個案

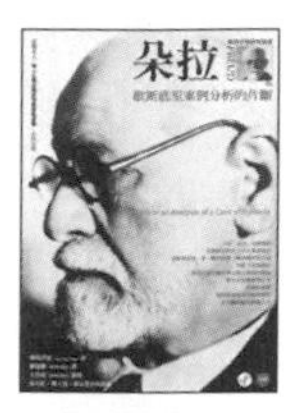

朵拉
【歇斯底里案例分析的片斷】
作者—佛洛伊德　策劃—王浩威
譯者—劉慧卿　定價—240元

在「朵拉」此案例中，佛洛伊德對歇斯底里、夢、雙性特質、轉移關係等主題，均做了重點探討。他於其中將理論植基於臨床素材，並交織於臨床經驗之中。

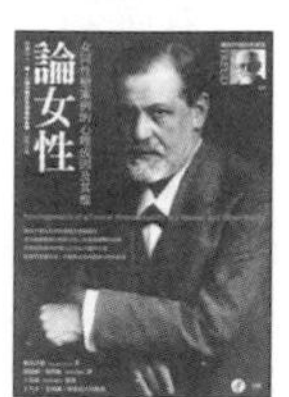

論女性
【女同性戀案例的心理成因及其他】
作者—佛洛伊德　策劃—王浩威
譯者—楊明敏、劉慧卿　定價—180元

本書包含「女同性戀」案例的全文，並收錄五篇佛洛伊德各種與女性主題有關的文稿。希望透過本書，帶領讀者進一步瞭解女性與精神分析的糾葛。

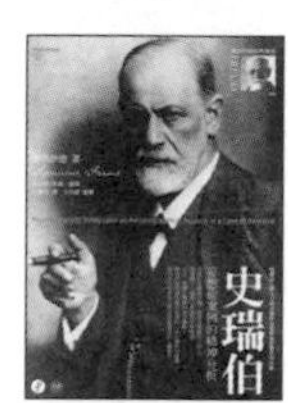

史瑞伯
【妄想症案例的精神分析】
作者—佛洛伊德　策劃—王浩威
審閱—宋卓琦 譯者—王聲昌 定價—180元

佛氏超越史瑞伯的妄想內容表象，深入心性發展的核心過程，為妄想症的形成機轉提出極具創見的論述，並啓發日後的性別認同、女性情結、生殖、生死及存在等議題之研究。

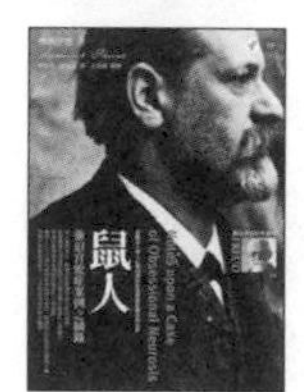

鼠人
【強迫官能症案例之摘錄】
作者—佛洛伊德　策劃—王浩威
譯者—林怡青、許欣偉　定價—260元

佛洛伊德透過本案例曲折精采的分析過程，闡明了父子之間的愛恨糾葛如何在愛情、移情和反移情當中盤錯交織，堪稱伊底帕斯情結在二十世紀初再現的精妙範例。

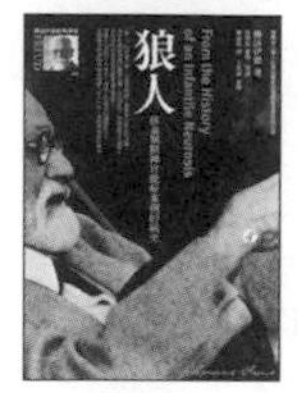

狼人
【孩童期精神官能症案例的病史】
作者—佛洛伊德　策劃—王浩威
審閱、導讀—蔡榮裕　譯者—陳嘉新
定價—220元

「狼人」的焦慮之夢，迂迴地解開了他精神官能症的迷團，當中有錯綜複雜的閹割恐懼、性別認同、性誘惑等議題。幼時的原初場景是微不足道的平凡事件，還是心性發展的關鍵時分？

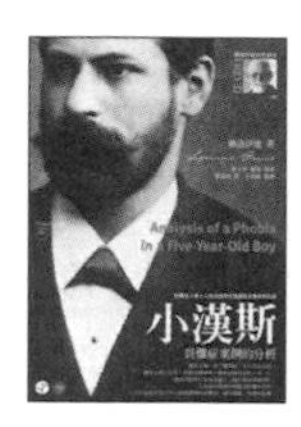

小漢斯
【畏懼症案例的分析】
作者—佛洛伊德　策劃—王浩威
審閱、導讀—林玉華　譯者—簡意玲
定價—240元

小漢斯三歲半時開始出現把玩陰莖的行為，接著逐漸演變出對動物的畏懼症。透過漢斯的父親為中介，佛氏開始為男童進行分析治療。此案例蘊含的具體臨床經驗，印證其在《性學三論》中勾勒的許多結論。

克萊恩全集

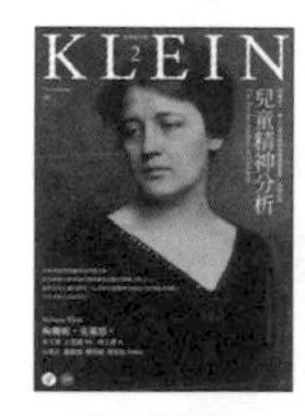

兒童精神分析
作者—梅蘭妮．克萊恩　譯者—林玉華
策劃—林玉華、王浩威　定價—450元

在本書中的第一部分，克萊恩以其臨床實務經驗，描述孩童的精神官能症、導因與對客體的施虐衝動所引發的焦慮和罪惡感。第二部分略述她奠基於佛氏之思路所延展出的理論架構。

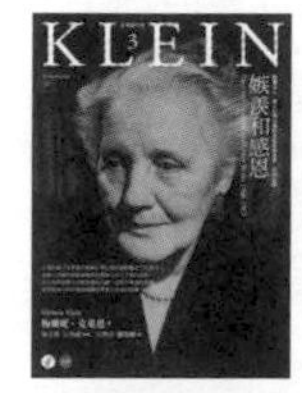

嫉羨和感恩
作者—梅蘭妮．克萊恩
策劃—林玉華、王浩威
譯者—呂煦宗、劉慧卿　定價—550元

偏執—類分裂心理位置及憂鬱心理位置是克萊恩所創的最重要概念，本書收集了她在此創新概念下的著作。書中論文有些是關於分析技術的，有些則探討較廣泛性的精神分析主題。

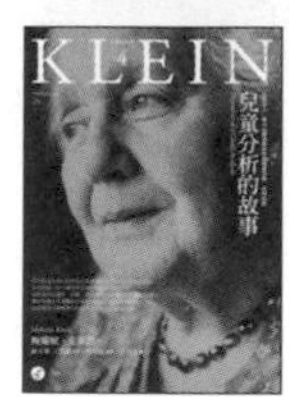

兒童分析的故事
作者—梅蘭妮．克萊恩
策劃—林玉華、王浩威　審閱—樊雪梅
譯者—丘羽先　定價—750元

本作品詳述一名十歲男孩長達四個月的分析歷程，並精闢地詮釋其畫作、遊戲和夢境。讀者可藉由本書觀察治療過程的逐日變化與延續性，更是探究兒童精神分析技巧的必備書籍。

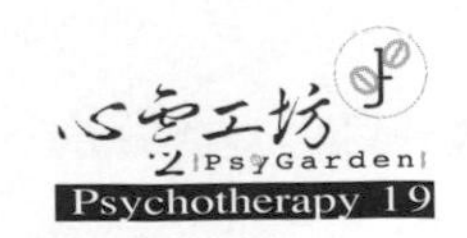

文化精神醫學的贈物：從台灣到日本

文化精神医學の贈物—台湾から日本へ
作者—林憲（Rin Hsien）
譯者—王珮瑩　審閱—劉絮愷
共同出版—財團法人華人心理治療研究發展基金會

出版者—心靈工坊文化事業股份有限公司
發行人—王浩威　諮詢顧問召集人—余德慧
總編輯—王桂花　執行編輯—裘佳慧
內文排版—冠玫股份有限公司
通訊地址—106台北市信義路四段53巷8號2樓
郵政劃撥—19546215　戶名—心靈工坊文化事業股份有限公司
電話—02）2702-9186　傳真—02）2702-9286
Email—service@psygarden.com.tw　網址—www.psygarden.com.tw

製版・印刷—彩峰造藝印像股份有限公司
總經銷—大和書報圖書股份有限公司
電話—02）8990-2588　傳真—02）2290-1658
通訊地址—248台北縣新莊市五工五路2號（五股工業區）
初版一刷—2007年7月
ISBN—978-986-6782-05-3　定價—260元

國家圖書館出版品預行編目資料

文化精神醫學的贈物：從台灣到日本／林憲（Rin Hsien）著；王珮瑩譯. -- 初版. -- 臺北市：心靈工坊文化, 2007.07　面；　公分. --
（Psychotherapy ; 19）
譯自：文化精神医學の贈物—台湾から日本へ
ISBN 978-986-6782-05-3（平裝）
1. 文化精神醫學　2. 精神醫學　3. 比較研究
415.95　　96013318

心靈工坊 PsyGarden 書香家族 讀友卡

感謝您購買心靈工坊的叢書，爲了加強對您的服務，請您詳塡本卡，
直接投入郵筒（免貼郵票）或傳眞，我們會珍視您的意見，
並提供您最新的活動訊息，共同以書會友，追求身心靈的創意與成長。

書系編號—PT 19　　書名—文化精神醫學的贈物：從台灣到日本

姓名　　是否已加入書香家族？ □是 □現在加入

電話 (O)　　(H)　　手機

E-mail　　生日　　年　　月　　日

地址 □□□

服務機構（就讀學校）　　職稱（系所）

您的性別—□1.女 □2.男 □3.其他

婚姻狀況—□1.未婚 □2.已婚 □3.離婚 □4.不婚□5.同志 □6.喪偶 □7.分居

請問您如何得知這本書？

□1.書店 □2.報章雜誌 □3.廣播電視 □4.親友推介 □5.心靈工坊書訊
□6.廣告DM □7.心靈工坊網站 □8.其他網路媒體 □9.其他 ______

您購買本書的方式？

□1.書店 □2.劃撥郵購 □3.團體訂購 □4.網路訂購 □5.其他 ______

您對本書的意見？

- 封面設計　□1.須再改進 □2.尚可 □3.滿意 □4.非常滿意
- 版面編排　□1.須再改進 □2.尚可 □3.滿意 □4.非常滿意
- 內容　□1.須再改進 □2.尚可 □3.滿意 □4.非常滿意
- 文筆／翻譯　□1.須再改進 □2.尚可 □3.滿意 □4.非常滿意
- 價格　□1.須再改進 □2.尚可 □3.滿意 □4.非常滿意

您對我們有何建議？

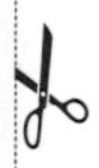

▲您的意見，我們將轉貼在心靈工坊網站上，www.psygarden.com.tw

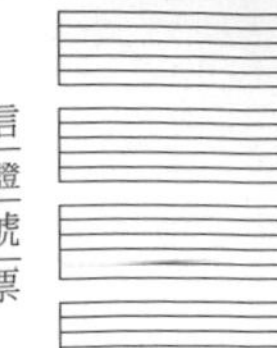

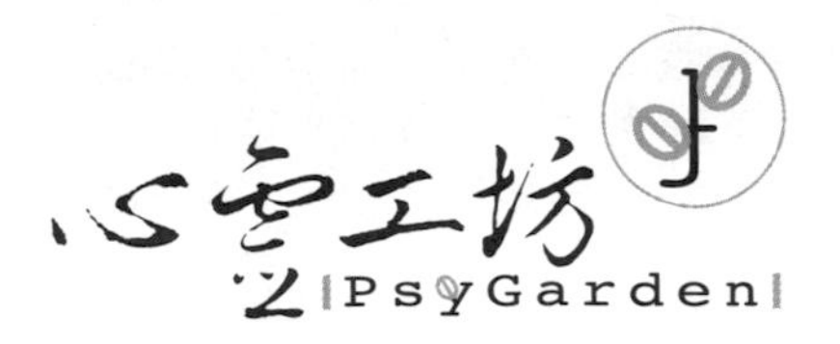

台北市106信義路四段53巷8號2樓
讀者服務組　收

（對折線）

加入心靈工坊書香家族會員
共享知識的盛宴，成長的喜悅

請寄回這張回函卡（免貼郵票），
您就成為心靈工坊的書香家族會員，您將可以——

⊙隨時收到新書出版和活動訊息

⊙獲得各項回饋和優惠方案